DEMETRIA CLARK

Aromatherapie und Heilpflanzen für Schwangerschaft, Geburt und Stillzeit

Aus dem Englischen von
Susanne Engelhardt

Haben Sie Fragen oder Anregungen zum Buch?
Erfahrungen, die Sie mit anderen teilen möchten?

Nutzen Sie unser Internetforum:
www.mankau-verlag.de/forum

Das Netzwerk für eine neue Geburtskultur: **www.flowbirthing.de**

mankau

Impressum

Bibliografische Information der Deutschen Nationalbibliothek
Die Deutsche Nationalbibliothek verzeichnet diese Publikation in der Deutschen Nationalbibliografie; detaillierte bibliografische Daten sind im Internet über http://dnb.d-nb.de abrufbar.

Demetria Clark
Aromatherapie und Heilpflanzen
1. Auflage Juli/August 2017
ISBN 978-3-86374-389-5

Mankau Verlag GmbH
D-82418 Murnau a. Staffelsee
Im Netz: www.mankau-verlag.de
Internetforum: www.mankau-verlag.de/forum

Übersetzung: Susanne Engelhardt, München
Lektorat: Redaktionsbüro Julia Feldbaum, Augsburg
Endkorrektorat: Susanne Langer M. A., Germering
Cover/Umschlag: Andrea Barth, Guter Punkt GmbH & Co. KG, München
Bildredaktion, Layout und Satz: Lydia Kühn, Aix-en-Provence, Frankreich
Energ. Beratung: Gerhard Albustin, Raum & Form, Winhöring

Bildnachweis:
© **Andrea Wichterich** (Umschlag/U3)
© **Can Stock Photo** JanPietruszka: 5, 11; odrinka: 5, 36; gitanna: 5, 52; sinnawin: 5, 82; svrid79: 5, 119; tashka2000: 5, 136, Umschlag/U2; vencavolrab: 5, 200; Dizitsyn: 5, 217; Tolikoff: 35; mimagephotography: 51

Druck: Westermann Druck Zwickau GmbH, Zwickau/Sachsen

MIX
Papier aus verantwortungsvollen Quellen
FSC
www.fsc.org
FSC® C110508

Die Originalausgabe ist im Verlag Book Publishing Company (Summertown, USA) unter dem Titel »Aromatherapy and herbal remedies for pregnancy, birth, and breastfeeding« erschienen.

Hinweis für die Leser:
Die Autorin hat bei der Erstellung dieses Buches Informationen und Ratschläge mit Sorgfalt recherchiert und geprüft, dennoch erfolgen alle Angaben ohne Gewähr. Verlag und Autorin können keinerlei Haftung für etwaige Schäden oder Nachteile übernehmen, die sich aus der praktischen Umsetzung der in diesem Buch vorgestellten Anwendungen und Rezepte ergeben. Bitte respektieren Sie die Grenzen der Selbstbehandlung und suchen Sie bei Erkrankungen einen erfahrenen Arzt oder Heilpraktiker auf.

Aromatherapie und Heilpflanzen für Schwangerschaft, Geburt und Stillzeit

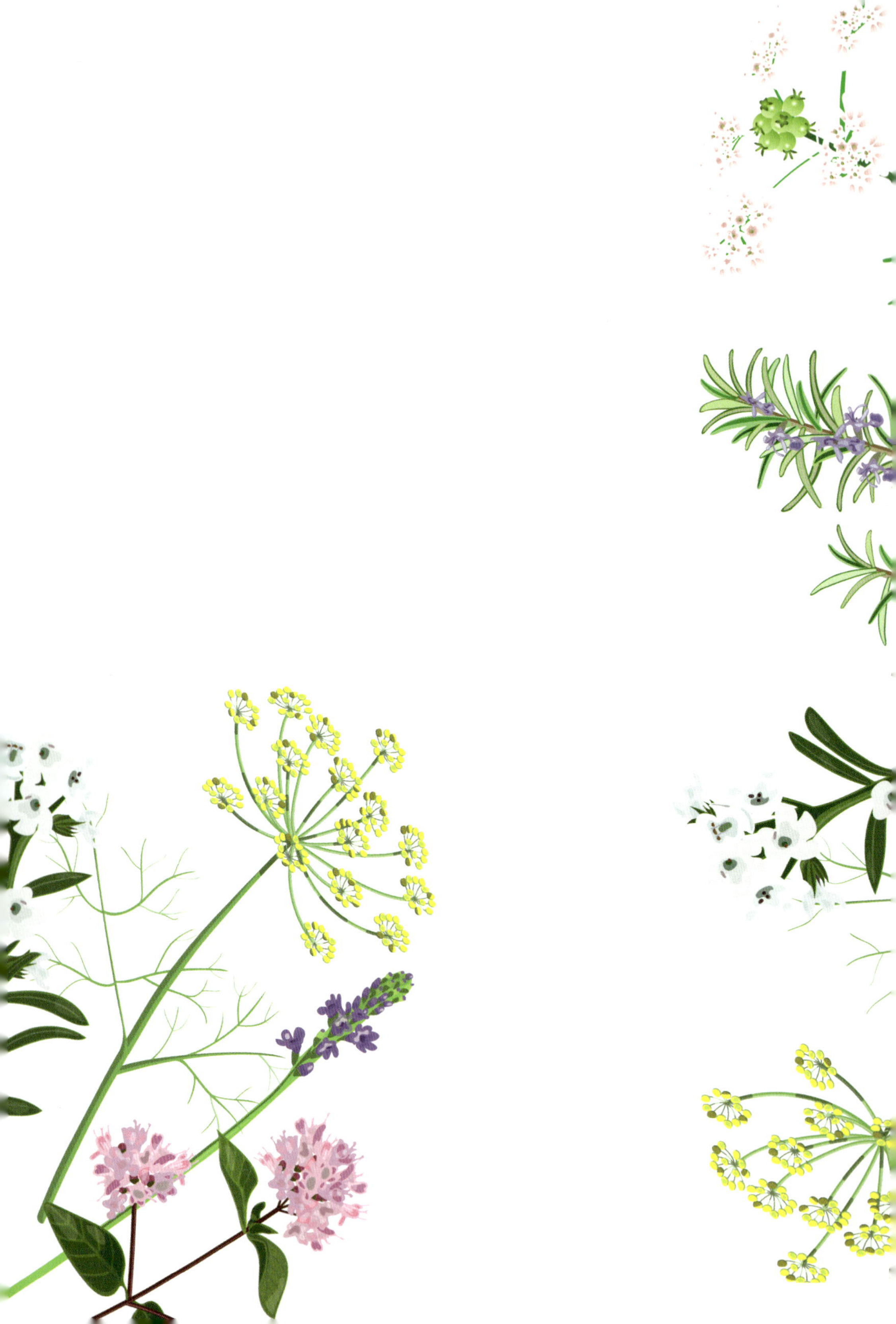

Inhalt

Danksagung

Ich möchte mich bei meiner Familie bedanken,
meinem Mann und meinen Kindern.
Ihr steht an erster Stelle
in meinem Herzen, meinem Leben, meinem Dasein.
Meine Dankbarkeit kennt keine Grenzen.
Ich weiß euch zu schätzen, ich liebe euch. Ihr seid ein Segen.
Glücklicherweise habe ich auch viele fröhliche Verwandte,
die mich bestärken und mir nahestehen.
Ich bin so dankbar für ihre Unterstützung und Liebe.
Und dann sind da all die Frauen, mit denen ich
über die Jahre arbeiten durfte.
Jede von ihnen hat mein Wissen ein Stück weit bereichert,
Großes mit mir geteilt und mir mehr beigebracht,
als ich sagen kann.
Danke für ihre Unterstützung und ihr Vertrauen.

Einleitung

Ich bitte Sie darum, Ihre Hebamme oder Ihren Arzt in Kenntnis zu setzen, wenn Sie auf diese Heilmittel zurückgreifen.

In diesem Buch erzähle ich von den Heilmitteln, die ich verwende, und den Einsichten, die ich aus den vielen persönlich erlebten Geburten gewonnen habe. Mein umfangreiches Wissen über Kräuter und ätherische Öle bietet alternative Lösungen für Fragen, die sich Ihnen zu Schwangerschaft, Geburtsverlauf und der ersten Zeit als Mutter stellen.

Ich selbst bin zuerst einmal Mutter und Ehefrau. Weil meine Familie für mich der Mittelpunkt der Welt ist, war es für mich ein Privileg, mehr als zwölf Jahre lang erst als »Doula« (Geburtshelferin) und dann als Hebamme zu arbeiten. Seit über zwanzig Jahren praktiziere ich außerdem als Aromatherapeutin und Kräuterfrau. Ich verwende immer zuerst natürliche Methoden, das ist meine Überzeugung seit Kindertagen. Als Kind lebte ich mit meiner Familie überall in den Vereinigten Staaten. Ich hatte Gelegenheit, Erzählungen zu überlieferten Heilmethoden zu lauschen, und zu erleben, wie andere Kulturen und Familien mit Fragen zur Gesundheit umgingen. Meine Mutter war überzeugt, dass gesundes Essen, frische Luft und Sonnenschein gesunde Kindern hervorbringt.

Ich lernte, dass Geburt und Schwangerschaft etwas Normales, Natürliches sind. Als ich mit fünfzehn Jahren einer Hausgeburt beiwohnte, war das für mich ein Schlüsselerlebnis. Es war etwas so Wundervolles und hat einen so starken Eindruck bei mir hinterlassen, dass ich einfach wusste, dass ich in Zukunft werdenden Müttern beistehen würde.

Ich bin die Älteste von fünf Geschwistern und achtzehn Jahre älter als das jüngste Kind. In meiner Familie entbanden alle Frauen auf natürliche Weise – und sie bekamen viele Kinder. Weil sie alle ziemlich reibungslose Schwangerschaften und Niederkünfte hatten, ist es mir nie in den Sinn gekommen, dass meine Schwangerschaften anders verlaufen könnten. Und damit hatte ich recht. Ich sage immer, dass mir nie eingefallen wäre, meinem Körper nicht zu vertrauen. Ich wäre nie auf die Idee gekommen, meinem Instinkt nicht zu folgen. Obwohl ich auf meinen Bauch höre, bin ich von Natur aus eine sehr lösungsorientierte und praktisch veranlagte Frau. Meine Zuversicht als Kräuterfrau beruht auf dem Wissen, dass die Verwendung vieler Kräuter seit Hunderten, manchmal sogar Tausenden von Jahren dokumentiert wird. Zu zahlreichen Kräutern gibt es eine ausführliche Materia medica. Zu diesen alternativen Arzneimittellehren gehören auch die Traditionelle Chinesische Medizin und Ayurveda.

Auch jetzt noch, da meine Kinder fast erwachsen sind, folge ich meinem Instinkt.

Heutzutage verlangt man gern nach wissenschaftlichen Studien, die die Wirksamkeit solch traditioneller Praktiken belegen können. Tatsache ist aber, dass die meisten Kräuter und ätherischen Öle nicht hinreichend mit modernen Methoden erforscht wurden. Meiner Erfahrung nach sind viele Studien sowieso unseriös, und die Empfehlungen ändern sich mit dem Ergebnis der nächsten Studie. Also bevorzuge ich es, praktisch zu denken. Wenn eine Frau ein Kraut problemlos in der Schwangerschaft essen kann, dann ist es vermutlich im Großen und Ganzen unbedenklich, abgesehen vielleicht von hohen Dosen. Nehmen Sie zum Beispiel Basilikum. Viele Quellen halten es, in großen Mengen verzehrt, für schädlich. Aber ich weiß, dass eine Portion Pesto eine Tasse oder mehr Basilikum enthält. Und es ist für Schwangere nicht schädlich, Pesto zu essen. Deshalb verwende ich Basilikum in Rezepturen, die für den Gebrauch während der Schwangerschaft bestimmt sind. Und ich denke auch dann praktisch, wenn ich Menschen rate, auf ein Heilmittel (oder auch ein Lebensmittel) zu verzichten, falls sie sich nach dem Verzehr komisch oder unwohl fühlen.

Aufgrund meiner umfangreichen Erfahrung habe ich noch den einen oder anderen Rat für werdende oder frischgebackene Mütter!

Wägen Sie ab, was Ihnen guttut

Stellen Sie sich folgende Fragen: Ist das, was ich esse oder tue, gut für mein Kind? Sind die verwendeten ätherischen Öle oder Kräuter unbedenklich für Schwangere? Die Liste ätherischer Öle in Kapitel 2 und die Liste der Kräuter in Kapitel 4 helfen Ihnen bei der Beantwortung dieser Fragen.

Treffen Sie sachkundige Entscheidungen

Ja, Sie haben die Wahl, wie Sie Schwangerschaft und Entbindung gestalten wollen. Wollen Sie zum Beispiel einen Arzt oder lieber eine Hebamme an Ihrer Seite haben? Recherchieren Sie gründlich, damit Sie auch zu Ihren Entscheidungen stehen können.

Die sorgfältige Suche nach der richtigen Betreuung

Sie suchen sich aus, wer Ihnen beistehen soll, es sei denn, es handelt sich um einen Notfall. Wenn Sie nicht das Gefühl haben, dass Sie und die Betreuungsperson gut zusammenpassen, sich verstehen und eine aufrichtige Beziehung zueinander haben, suchen Sie jemand anderen. Finden Sie jemanden, mit dem Sie gut auskommen, der Ihre Pläne und Wünsche für die Geburt unterstützt. Informieren Sie sich über die Praktiken und Grundsätze der Anbieter. Würden Sie zum Beispiel einen Arzt wählen, der eine Kaiserschnittrate von sechzig Prozent vorweist?

Vergleichen Sie die Angebote

Wenn Sie nach einer Aromatherapeutin, einer Kräuterfrau, einer Massagepraxis oder einem anderen Anbieter suchen, machen Sie sich die Mühe, mehrere anzurufen und sie zu Praktiken, Quoten, Ausbildung und Erfahrungen mit Schwangeren zu befragen. Fragen Sie auch nach einer gezielten Ausbildung zum Thema Schwangerschaft. Die Anbieter sollten es nicht übel nehmen, wenn man sie nach ihren Fähigkeiten fragt. Die meisten sprechen gern über ihre Ausbildung, ihre Erfahrungen und die Tradition, in der sie sich sehen. Vergessen Sie dabei aber nicht, dass die Ausbildung zur Kräuterfrau oder zur Aromatherapeutin nicht unbedingt gesetzlich geregelt ist.

Ich habe viele erfahrene Kräuterkundige und Aromatherapeuten kennengelernt, die sich als Autodidakten in vielen Jahren Studium alles selbst beigebracht haben.

Seien Sie aufrichtig

Erzählen Sie Ihrer Hebamme oder Ihrem Arzt immer, welche Mittel Sie verwenden. Dazu gehören ätherische Öle, Kräuter, rezeptpflichtige Medikamente, Nahrungsergänzungsmittel und rezeptfrei erhältliche Mittel – auch solche, die äußerlich angewendet werden. Das ist wichtig, denn bestimmte Substanzen sollten nicht zusammen verwendet werden. Andere könnten unerwünschte Nebenwirkungen haben. Indem Sie alles erwähnen, können Sie möglichen Komplikationen für Mutter und Kind vorbeugen.

Vertrauen Sie sich selbst

Es ist Ihr Kind, und es ist Ihr Körper. Sie sind die Expertin, wenn es um die Frage geht, wie Sie sich fühlen. Hören Sie auf Ihre eigenen Bedürfnisse. Damit wird Ihre Schwangerschaft nur sicherer.

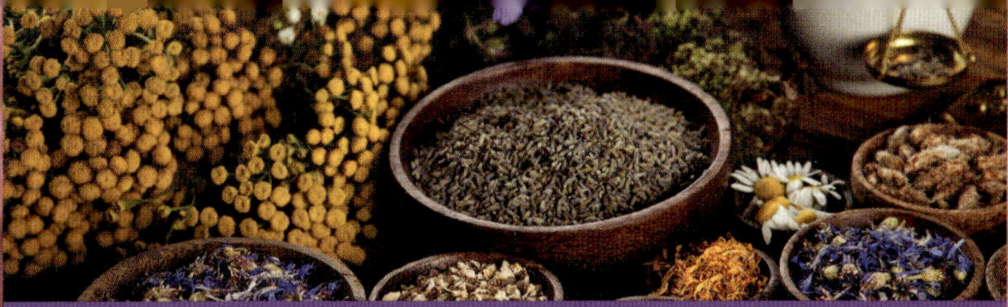

Kapitel 1 – Einführung in die Aromatherapie

Unter dem Begriff Aromatherapie versteht man, einfach gesagt, die Verwendung von Duftstoffen zur Heilung. Es handelt sich also um eine ganz einfache und praktische Therapiemöglichkeit für zu Hause und für jeden Tag. Viele verschiedene aromatherapeutische Anwendungen können selbst hergestellt werden (siehe Kapitel 5, »Grundrezepte aus Aromatherapie, Kräuter- und Pflanzenheilkunde«, Seite 119). Für die äußerliche Anwendung direkt auf der Haut gibt es Körpersprays, Kompressen, Cremes, Einreibemittel und Massageöle. Alternativ dazu kann man Duftöle im Raum verteilen, verdampfen oder inhalieren.

Ätherische Öle sind die Basis der Aromatherapie. Einzelne ätherische Öle oder eine Kombination verschiedener Öle kann jederzeit Wohlbefinden und Heilung fördern. Für Schwangere, Gebärende und Wöchnerinnen können diese Öle besonders sanft, sicher und effektiv sein.

Mittel aus der Aromatherapie können kosmetisch verwendet werden, aber auch ganz gezielt, um die körperliche, emotionale und mentale Gesundheit zu fördern. Die Aromatherapie funktioniert, weil der Geruchssinn oder auch die olfaktorische Wahrnehmung die Nase mit Punkten im Gehirn verbindet, die das limbische System bilden. Hier liegen Amygdala, Hippocampus und Hypothalamus, Teile des Gehirns, in denen es hauptsächlich um Emotion und Motivation geht. Wenn es durch Gerüche stimuliert wird, setzt das limbische System Chemikalien frei, die Einfluss auf das zentrale Nervensystem und damit auf die körperliche, emotionale und geistige Gesundheit nehmen.

KURZE GESCHICHTE DER AROMATHERAPIE

Der Begriff »Aromatherapie« wurde 1928 von dem Chemiker René-Maurice Gattefossé geprägt, der sich nach einer Explosion in seinem Labor dazu entschied, ätherische Öle zu untersuchen und darüber zu schreiben. Seine Hand hatte schwere Verbrennungen erlitten, und er behandelte seine Wunden mit Lavendelöl. Als die Brandmarken erstaunlich schnell abheilten, beschloss er, sich näher mit ätherischen Ölen zu befassen. Unter dem Einfluss von Gattefossé nutzte der französische Arzt Jean Valnet im Zweiten Weltkrieg ätherische Öle als Antiseptika bei der Behandlung verwundeter Soldaten. Er verwendete und untersuchte auch weiterhin ätherische Öle und publizierte schließlich 1964 in Frankreich das Standardwerk »Aromatherapie. Gesundheit und Wohlbefinden durch pflanzliche Essenzen«. Valnets Ansatz, die heilenden Eigenschaften einer bestimmten Pflanze mit den Bedürfnissen des Patienten abzustimmen, ist noch heute das Rückgrat der Aromatherapie. Seine Arbeit hat viele, auch bekannte Aromatherapeuten inspiriert, zu denen auch Micheline Arcier, Julia Lawless, Marguerite Mary, Shirley Price, Robert Tisserand und ich gehören.

Jeder weiß aus eigener Erfahrung, dass alles, was wir riechen, starke Reaktionen hervorrufen kann. Der mächtige Geruchssinn kann Zuneigung und Gefühle auslösen oder Erinnerungen wachrufen. Der Geruch macht zum Beispiel Menschen als mögliche Partner interessant und fördert das Band zwischen einem Neugeborenen und seinen Eltern. Tatsächlich aktiviert der Geruchssinn grundlegende Emotionen, so auch Angst, Liebe und sexuelle Lust.

Jedes Gehirn verarbeitet Gerüche anders. Der Duft von Lavendel wirkt beispielsweise in der Regel entspannend und beruhigend. Für manche Menschen riecht Lavendel jedoch unangenehm, oder der Geruch macht sie rastlos und wühlt sie auf. Wichtig ist also, dass sich jeder, der die Aromatherapie nutzt – ob nun beruflich oder gelegentlich zu Hause in einer Duftlampe –, bewusst ist, dass Düfte nicht bei allen Nutzern der Aromatherapie die gleichen Reaktionen erzeugen. Beim Gebrauch der Aromatherapie in der Schwangerschaft sollte man außerdem bedenken, dass der Geruchssinn während dieser Zeit sehr viel ausgeprägter sein kann.

Ätherische Öle

Ätherische Öle sind konzentrierte Pflanzenöle. Trotz des Namens sind ätherische Öle gar nicht wirklich ölig, denn es handelt sich nicht um richtige Öle, sondern vielmehr um pflanzliche Essenzen. Ätherische Öle finden sich in Blumen, Früchten, Blättern, Wurzeln, Samen und Pflanzenstängeln. Die meisten sind farblos, doch manche sind bernsteinfarben, braun, orange oder gelb, je nach der Farbe der pflanzlichen Quelle. Es gibt unterschiedliche Methoden, um diese Essenzen aus einer Pflanze zu extrahieren. Die gebräuchlichste Methode ist die Destillation. Manchmal werden die Pflanzen auch ausgepresst, und manchmal greift man auch auf historische Techniken zurück, um an die Essenzen zu gelangen. Im Folgenden einige der gebräuchlichsten Extraktionsmethoden:

Destillation

Die beliebteste Methode, um ätherische Öle zu gewinnen, ist die Dampfdestillation. Jeder, der mit dem altmodischen Schwarzbrennen vertraut ist, kennt das Prinzip der Destillation: Wasser wird bis zum Siedepunkt erhitzt. Der entstehende Dampf durchdringt die frischen Pflanzen über dem kochenden Wasser. Der Dampfdruck wird sorgfältig kontrolliert. Der Dampf bewirkt, dass die Zellwände der Pflanzen aufquellen und aufbrechen. So können die ätherischen Öle in Dampfschwaden austreten. Die Schwaden der ätherischen Öle und das Wasser werden dann in einen Kondensator geleitet, der den Wasserdampf und die Öle bis zur Verflüssigung abkühlt. Da sich ätherische Öle nicht in Wasser lösen, kann man beide trennen. Ätherische Öle, die leichter als Wasser sind, steigen an die Oberfläche und werden abgeschöpft. Ätherische Öle, die schwerer als Wasser sind, sinken zu Boden und sammeln sich dort.

Enfleurage

Ein altes Verfahren zur Gewinnung von ätherischen Ölen ist die Enfleurage, bei der geruchlose Fette und Öle verwendet werden, um die Duftstoffe der Pflanzen aufzunehmen. In der Vergangenheit wurde dieses Verfahren üblicherweise genutzt, um die ätherischen Öle intensiv duftender Blumen zu extrahieren, wie Geißblatt oder Jasmin. Dieses Verfahren wird heutzutage bei der Herstellung ätherischer Öle in der Regel nicht mehr angewendet.

Auspressen

Bei diesem Verfahren werden die ätherischen Öle aus der Pflanze gepresst. Beispielsweise können Zitrusfrüchte so behandelt werden, um an ihre ätherischen Öle zu gelangen. Allein beim Schälen einer Orange kommt es zu einer Art Pressung. Wenn man die Schale biegt, spritzt das ätherische Öl gut sichtbar heraus (wenn man genau hinschaut) und bedeckt die Finger mit einem verführerischen Duft. Das Auspressen ist auch unter der Bezeichnung Kaltpressung bekannt. Die so gewonnenen Öle werden auch als kalt gepresste Extrakte bezeichnet.

Absolute und Hydrolate

Ätherische Öle sind nicht die einzigen Pflanzenerzeugnisse, die in der Aromatherapie Verwendung finden. Es gibt zwei weitere Zutaten:

Absolute

Trotz der Tatsache, dass Absolute häufig neben ätherischen Ölen aufgestellt und zum Verkauf angeboten werden, gilt ein Absolut nicht als reines ätherisches Öl, sondern unterliegt einer eigenen Klassifizierung. Ein Absolut erhält man durch chemisches Auslösen. Bei dem Lösungsmittel handelt es sich um Alkohol, und der Alkohol wird durch Vakuumabsaugung entzogen. Die meistverbreiteten Absolute sind Jasmin, Rose und Sandelholz. Jasmin ist eines meiner bevorzugten Mittel zur Anwendung im Wochenbett.

Hydrolate

Wenn ein ätherisches Öl mittels Destillation gewonnen wird, dann handelt es sich bei dem entstehenden Pflanzenwasser um das sogenannte Hydrolat. Während ätherische Öle vor der lokalen Anwendung unbedingt verdünnt werden sollten, sind Hydrolate schon weniger konzentriert und gelten auch ohne Verdünnung als unbedenklich bei einer äußerlichen Anwendung. Hydrolate werden in der Regel dort verkauft, wo auch ätherische Öle verkauft werden. Sie können problemlos allen Arten von Haar- und Hautpflegeprodukten hinzugefügt werden, also Cremes, Gesichtswasser, Salben und Lotionen.

Wozu ätherische Öle verwendet werden

Ätherische Öle finden Verwendung in Badesalzen, Körpersprays, Einreibemitteln, Massageölen, Salben und bei vielen weiteren äußerlich anwendbaren Mitteln. Sie können ihre Heilkraft auch entfalten, wenn sie als Raumduft oder zum Inhalieren eingesetzt werden. Um zu erfahren, wie Sie zu Hause eine Aromatherapie durchführen, lesen Sie sich die

Beschreibungen der Grundrezepte in Kapitel 5 und die Auflistung der einzelnen Mittel in den Kapiteln 6, 7 und 8 durch. Bitte beachten Sie, dass einige ätherische Öle während der Schwangerschaft nicht verwendet werden sollten (siehe Seite 44 f.). Es ist schwierig, immer den Überblick darüber zu behalten, zu welchem Zeitpunkt man ein bestimmtes ätherisches Öl anwenden kann. Das eine mag zum Beispiel im Wochenbett sicher sein, dafür aber nicht während der Schwangerschaft.

Wie ätherische Öle verwendet werden

Bis auf wenige Ausnahmen können ätherische Öle sehr konzentriert sein, weshalb sie vor dem Auftragen auf die Haut verdünnt werden sollten. Verdünnen ist der beste Weg, um allergischen Reaktionen oder Reizungen vorzubeugen. Üblicherweise werden ätherische Öle mit einem Basisöl verdünnt, einem Nuss-, Saaten- oder Pflanzenöl (siehe Kasten Seite 32). Wenn man ein ätherisches Öl gefahrlos direkt auf die Haut auftragen kann, spricht man von unverdünntem Öl.

Körpersprays

Körpersprays werden benützt, um die Haut zu beruhigen. Sie können angenehm erfrischend und kühlend sein. Ihre Wirkung kann aber weitaus tiefer reichen. Sie können tatsächlich die Stimmung heben, Energie spenden und Ängste oder Stress lindern. Körpersprays sind unkompliziert in der Herstellung und Anwendung.

Kompressen

Eine Kompresse stellt man her, indem man ein sauberes Tuch (zum Beispiel aus Leinen, Baumwolle oder Mull) oder einen Waschlappen in heißes oder kaltes Wasser legt, in das man eines oder mehrere ätherische Öle gegeben hat. Kompressen sind also außerordentlich leicht herzustellen, haben eine sofortige, beruhigende Wirkung und können von werdenden und jungen Müttern sehr vielfältig eingesetzt werden. Man kann sie verwenden, um Hämorrhoiden zu behandeln, Krampfadern, Muskelschmerzen, wunde Brustwarzen und Damm- sowie Labienrisse.

Cremes und Lotionen

Jede Creme oder Körperlotion kann mit ätherischen Ölen angereichert werden. Am besten benutzt man unparfümierte Cremes und Lotionen einer Marke, die man gut verträgt. Die meisten Menschen bevorzugen eine leichte Körperpflege und eine reichhaltige Gesichtspflege (insbesondere über Nacht) und bei trockener Haut auch eine reichhaltige Körpercreme. Weil die Haut während der Schwangerschaft gedehnt wird und reizbar sein kann, können heilende Cremes große Erleichterung bringen.

Einreibemittel

Ein solches Mittel ist eine Kombination aus einem ätherischen Öl und einem Alkohol in Lebensmittelqualität, zum Beispiel Wodka, oder mit Hamamelis. Sie werden in die Haut eingerieben, wenn man an Muskelkater, Zerrungen und Sehnen- oder Muskelentzündungen leidet. Eine werdende Mutter würde es zum Beispiel sicher genießen, ihren Rücken einreiben zu lassen, denn der zunehmende Körperumfang kann zu Rückenbeschwerden führen.

Massageöle

Massageöle stellt man her, indem man ein Basisöl (siehe Kasten Seite 32) mit ätherischen Ölen oder Kräuterölen kombiniert. Eine sanfte Massage mit einem duftenden Massageöl kann Wunder wirken, wenn es darum geht, Entspannung und Ruhe zu finden.

Salben

Eine Salbe hat eine festere Textur als Cremes und Lotionen. Sie besteht aus einer Kombination von ätherischen Ölen mit Bienenwachs, Kokosnussöl oder einer anderen streichfähigen Substanz. Genau wie Cremes und Lotionen werden Salben direkt auf die Haut aufgetragen, um körperliche Beschwerden zu lindern.

Und auch bei der Behandlung emotionaler Probleme können sie hilfreich sein. So kann eine Salbe beispielsweise Schwangerschaftsstreifen vorbeugen, während eine andere einen erholsamen Schlaf fördert.

Ätherische Öle inhalieren

Eine der einfachsten Formen der Aromatherapie ist sicherlich das Inhalieren. Es bedeutet, dass man ein ätherisches Öl einatmet oder eben inhaliert, um von der heilenden Wirkung des Öls zu profitieren. Das ätherische Öl wandert von der Nase und dem Mund in die Lungen. Deshalb ist das Inhalieren eine besonders gute Therapieform bei Erkältungen und Beschwerden mit den Nasennebenhöhlen. Allein schon der Geruch des ätherischen Öls beim Öffnen der Flasche kann eine therapeutische Wirkung haben, vor allem bei Atembeschwerden.

Möchten Sie ein Mittel für unterwegs haben, geben Sie einige Tropfen eines ätherischen Öls in ein Fläschchen mit körnigem Steinsalz. Nehmen Sie zum Beispiel Pfefferminzöl, um Schwindel und Ohnmachtsanfällen vorzubeugen, die in der Schwangerschaft ein Thema sein können. Wenn Sie wissen, dass Stress auf Sie zukommt, verwenden Sie Muskatellersalbei, Grapefruit, Lavendel, Mandarine oder Orange, um ruhig zu bleiben.

EINFACHE ANWENDUNGEN ÄTHERISCHER ÖLE

Will man ätherische Öle nutzen, ist es am leichtesten und effektivsten, einfach an ihnen zu riechen. Öffnen Sie den Verschluss, und schnuppern Sie. Oder geben Sie ein paar Tropfen auf ein Taschentuch, das Sie bei sich tragen. So können Sie immer und überall ätherische Öle anwenden. Hier noch zwei weitere einfache Anwendungsformen, mit denen Sie ätherische Öle ohne große Anstrengung genießen können:

- Stellen Sie ein natürliches Lufterfrischer-Spray her, das Sie zu Hause, bei der Arbeit oder im Auto verwenden können. Geben Sie etwa sechzig Milliliter sauberes Wasser in eine Flasche mit Sprühkopf, und fügen Sie fünfzig bis fünfundsiebzig Tropfen eines ätherischen Öls hinzu. Setzen Sie den Deckel auf den Sprühkopf. Schütteln Sie gründlich, bevor Sie das Spray anwenden. Ich verwende solche Sprays im Auto und im Wohnzimmer, an Orten, an denen es manchmal etwas müffelt.
- Geben Sie fünfundzwanzig Tropfen eines oder mehrerer ätherischer Öle auf eine Schale mit einem Potpourri, das seinen Duft verloren hat. Oder kreieren Sie Ihr eigenes Potpourri, indem Sie einige Tropfen ätherisches Öl über getrockneten Blättern, Blüten oder Ähnlichem verteilen. Mischen Sie alles in einem Behälter, verschließen Sie ihn gut, und warten Sie einige Tage, damit das Potpourri das ätherische Öl aufnehmen kann.

Ein probates Mittel, das bei Erkältungen und Allergien schnell die Atemwege befreit und das Luftholen erleichtert, ist das Inhalieren ätherischer Öle über Dampf. Bei dieser Methode beugen Sie sich über eine Schüssel, in die Sie kochendes Wasser füllen und drei bis sieben Tropfen ätherisches Öl geben. Beugen Sie sich über die Schüssel und bedecken Sie Kopf und Schüssel mit einem Handtuch (wie eine Art Zelt, das den Dampf umschließt). Inhalieren Sie ungefähr fünf Minuten. Gehen Sie mit dem Gesicht nicht zu nah ans Wasser und den aufsteigenden Dampf, um Verbrennungen zu vermeiden. Achten Sie auch darauf, die Schüssel nicht umzuwerfen.

Diffuser für ätherische Öle

Soll ein ätherisches Öl auf diese Art verbreitet werden, wird es von einem Gerät vernebelt, das man Diffuser oder Diffusor nennt. Diffuser gelten als eine der wirksamsten Methoden in der Aromatherapie, um die Heilwirkung ätherischer Öle zu nutzen. Mit dem Diffuser können viele positive Effekte erzielt werden (siehe unten stehenden Kasten).

Bitte beachten Sie, dass es sich bei Luftbefeuchtern nicht um Diffuser für ätherische Öle handelt, obwohl viele Menschen ätherische Öle in Luftbefeuchtern anwenden und damit riskieren, deren Plastikhülle oder Elektronik zu beschädigen.

Ein Diffuser ist genau genommen ein Gerät, das gezielt die Ölpartikel aufbereiten und in der Luft verteilen soll. Die Verwendung eines Diffusers ist ideal, aber nicht zwingend erforderlich. Wenn man das ätherische Öl einfach auf einen Baumwollball oder auf ein Duftkissen gibt, kann der Geruch sich mit der Zeit ebenfalls verbreiten.

DIE VORTEILE VON AROMA-DIFFUSERN

Diffuser für ätherische Öle haben folgende Wirkungen:

- Sie reinigen und erfrischen die Luft und schränken das Wachstum von Bakterien, Schimmelpilzen, Viren und anderen Krankheitserregern ein.
- Sie stärken das Immunsystem und das allgemeine Wohlbefinden.
- Sie erhöhen die Konzentrationsfähigkeit.
- Sie fördern ein Gefühl des Friedens und des Wohlseins, indem sie die Anzahl negativer Ionen in der Luft erhöhen.
- Sie beeinflussen die Stimmung und die emotionale Ausgeglichenheit.
- Sie vermindern Stress und Ängste.
- Zusatznutzen: Ihr Heim duftet wundervoll!

Wenn Sie einen Aroma-Diffuser verwenden, stellen Sie sicher, dass Sie nur reine ätherische Öle einfüllen. Wenn Sie ein synthetisches Produkt verwenden, riskieren Sie, Chemikalien einzuatmen. Zögern Sie nicht, verschiedene Diffuser auszuprobieren. Vielleicht bevorzugen Sie ja ein bestimmtes Modell für eine bestimmte Anwendung. Oder kombinieren Sie. Auf dem Markt sind viele Diffuser erhältlich. Folgen Sie auf jeden Fall den Vorgaben des Herstellers, wenn Sie die ätherischen Öle hinzufügen. Anbei die Beschreibung verschiedener Typen von Aroma-Diffusern:

Duftlampen

Ich habe eine private Umfrage mit mehr als zweitausend Leuten gemacht, zu denen auch meine Schuler und die Leser meiner Bücher gehören. Die Duftlampe scheint der beliebteste Diffuser zu sein. Duftlampen sind eine günstige Art von Diffuser, bei der in der Regel ein Teelicht genutzt wird, um eine kleine Schale zu erhitzen, die für den Gebrauch von ätherischen Ölen geeignet ist, also zum Beispiel aus Keramik, Glas oder Speckstein besteht. Die kleine Flamme erhitzt die Schale und voilà – die Düfte verbreiten sich im Raum.

Dampf-Diffuser

Wie der Name verrät, nutzt diese Art von Diffuser die Verdampfung oder Verdunstung. Ein Gebläse bläst Luft durch einen Filter, der mit ein paar Tropfen ätherischen Öls benetzt ist. Die Luft, die durch dieses Kissen geblasen wird, bewirkt, dass das Öl verdunstet.

Hitze-Diffuser

Ein Hitze-Diffuser nutzt auch die Verdunstung als Weg der Verbreitung. Hitze wirkt jedoch schneller als Verdampfen, wenn es um das Ausbreiten ätherischer Öle geht. Hier wird eine Kerze oder eine Lampe verwendet, um die ätherischen Öle zu erwärmen und ihren Duft freizusetzen.

Zerstäuber Im Gegensatz zu einem Ultraschall-Diffuser braucht ein Zerstäuber keinen Zusatz von Wasser. Hier wird stattdessen das reine, ätherische Öl direkt in der Luft verteilt, indem es in winzige Moleküle aufgespalten wird. Diese Methode gilt als überlegen, weil hier das ganze Öl in sehr feinen Teilchen in die Luft abgegeben wird. Tatsächlich gelten Zerstäuber als die wirksamsten therapeutischen Diffuser auf dem Markt.

Ultraschall-Diffuser Diese Geräte benötigen in der Regel die Zugabe von Wasser. Sie erzeugen einen feinen Nebel und geben winzige Ölpartikel an die Luft ab. Dem Wasser werden einige Tropfen ätherischen Öls beigefügt. Das macht dieses Gerät sehr sparsam im Verbrauch. Manche haben sogar eingebaute Timer. Da bei dieser Methode Feuchtigkeit an die Luft abgegeben wird, kann man sie gut in den trockenen Wintermonaten oder in trockenem Klima einsetzen.

Der sichere Umgang mit ätherischen Ölen

Ätherische Öle sollten, wie jede Substanz, die zu Therapiezwecken eingesetzt wird, korrekt verwendet werden. Kaufen Sie mit Bedacht, und gehen Sie bei der Anwendung fachgerecht vor. Auch bei der Lagerung sollten Sie umsichtig sein. Nützliche Hinweise für Kauf, Anwendung und Lagerung ätherischer Öle finden Sie im Anschluss.

Der Kauf ätherischer Öle

Es bedarf sorgfältiger Abwägung, wenn man ein ätherisches Öl oder ein Unternehmen, von dem man seine ätherischen Öle bezieht, auswählt. Mein Rat lautet, jedes ätherische Öl einzeln zu beurteilen. Gehen Sie nicht davon aus, dass Sie immer alle Öle eines bestimmten Anbieters bevorzugen werden, nur weil Sie das Unternehmen schätzen. Auch wenn manche Menschen auf eine bestimmte Firma schwören, enthält meine Sammlung ätherische Öle einer ganzen Reihe verschiedener Anbieter, denn ich nehme mir immer die Zeit, zu jedem ätherischen Öl, das ich kaufen will, genaue Recherchen anzustellen. Zum Glück gibt es keinen Mangel an verlässlichen Anbietern für ätherische Öle, und die meisten beantworten Fragen und freuen sich über Rückmeldungen von Kunden.

Machen Sie Ihre Hausaufgaben: Bevor Sie es kaufen und benutzen, machen Sie sich über das ätherische Öl schlau, das Sie interessiert. Checken Sie einige Quellen, um sicherzugehen, dass es die richtige Wahl für Ihre Bedürfnisse ist.

Ätherische Öle kann man im Geschäft oder online kaufen. Vor Ort in einem Geschäft haben Sie natürlich den Vorteil, dass Sie vor dem Kauf an einem ätherischen Öl riechen und es testen können. Und es gibt noch weitere Punkte, die zu beachten sind. Hier einige Tipps, die Sie beim Kauf ätherischer Öle beachten sollten:

Lesen Sie das Etikett

Stellen Sie sicher, dass Sie wirklich ein reines ätherisches Öl kaufen. Auf dem Etikett sollten wirklich nur der gebräuchliche Name und die botanische oder lateinische Bezeichnung des ätherischen Öls stehen, zum Beispiel Orange (*Citrus sinensis*) oder Bitterorange (*Citrus aurantium*). Manchmal wird ein ätherisches Öl zusammen mit einem Basisöl abgefüllt. In diesem Fall sollte das auf dem Etikett vermerkt sein. Bedenken Sie das, falls Sie vorhaben, eine Mischung oder ein verdünntes ätherisches Öl zu kaufen.

Misstrauen Sie Etiketten, auf denen unklare oder verwirrende Angaben gemacht werden, wie zum Beispiel »Duftöl«, »naturidentisches Öl«, »Parfümöl« oder »therapeutisches Öl«. Wenn solche Bezeichnungen auf dem Etikett auftauchen, sind sie ein Hinweis darauf, dass die Flaschen keine reinen ätherischen Öle enthalten. Seien Sie außerdem wachsam bei Bezeichnungen wie »Güteklasse«, »medizinische Güteklasse« oder »therapeutische Qualität«. Es gibt in der Industrie keine formalen Standards oder Güteklassen. Ein solcher Hinweis auf dem Etikett kann also eine beabsichtigte Täuschung sein.

Folgen Sie Ihrer Nase

Wenn Sie ein ätherisches Öl in einem Geschäft kaufen, schnuppern Sie ruhig an der Testflasche, und überzeugen Sie sich, dass der Geruch Ihnen zusagt. Wenn der Geruch Sie abschreckt, hören Sie auf Ihre Sinne, und suchen Sie nach einer Alternative. Die gute Neuigkeit lautet, dass Sie in fast allen Fällen ein anderes ätherisches Öl finden werden, das Ihren Bedürfnissen entspricht. Und das ätherische Öl, das Sie nicht mochten, können Sie zu einem späteren Zeitpunkt durchaus noch einmal testen.

Ihre Fähigkeit, ein hochwertiges Öl zu erkennen, wird sich mit der Zeit verbessern. Suchen (oder schnuppern) Sie nach einem ätherischen Öl, das wie die Pflanze riecht, aus der es destilliert wurde. Wenn Sie noch etwas wahrnehmen, Chemikalien oder Füllstoffe beispielsweise, verzichten Sie auf den Kauf dieses Öls.

Fühlen Sie das Öl

Wenn Sie in einem Geschäft eine Testflasche in der Hand halten, geben Sie einen Tropfen des ätherischen Öls auf die Fingerspitze und verreiben Sie ihn zwischen Zeigefinger und Daumen. Es sollte sich sauber und nicht zu ölig anfühlen.

DER MARKT FÜR ÄTHERISCHE ÖLE

Überall auf der Welt steht am Anfang der Anbau. Eine Pflanze wird geerntet und zu einem Destillierbetrieb gebracht, wo ätherische Öle hergestellt werden. Manche Betriebe bauen ihre Produkte selbst an und füllen sie auch selbst ab, die meisten tun es aber nicht.
Das Endprodukt wird dann in großen Mengen auf den Rohstoffmärkten verkauft. Natürlich sind Preis und Qualität nicht immer die gleichen, je nach Zutaten und Produktionsbedingungen. Obwohl manche Firmen behaupten, ätherische Öle für therapeutische Zwecke anzubieten, so handelt es sich dabei nur um eine Marketing-Maßnahme. Es gibt keine gesetzlichen oder industriellen Standards dafür, was ein ätherisches Öl für therapeutische Zwecke ausmacht. Es gibt keine offiziellen internationalen Abstufungen, Standards oder Güteklassen. Deshalb ist es wichtig, beim Kauf genau hinzusehen.

Einige der zähflüssigeren, dunkleren Öle, wie Patschuli und Vetiver, können sich öliger anfühlen als die leichteren Öle wie Lavendel und Orange.

Wählen Sie die richtige Verpackung

Nehmen Sie ätherische Öle, die in dunklen Flaschen abgefüllt sind. Braunglas ist das dunkelste Glas, und das bevorzuge ich. Doch auch blaue, grüne und violette Flaschen sind geeignet. Stellen Sie sicher, dass die Flaschen mit einer Tropfvorrichtung und einem Schraubverschluss ausgestattet sind – nicht mit Pipetten, über die mit der Zeit Luft in die Flaschen dringen kann. Meiden Sie auf jeden Fall ätherische Öle, die in Flaschen aus Plastik oder Klarglas verkauft werden.

Vergleichen Sie

Vergleichen Sie verschiedene Anbieter – ätherische Öle sind relativ teuer – sowie Online-Händler und Ladengeschäfte, um ein Gefühl für angemessene Preise zu entwickeln. Wenn Sie einen Preis sehen, der zu schön ist, um wahr zu sein, dann ist dem wahrscheinlich auch so. Wenn Sie online einkaufen, stellen Sie sicher, dass nicht alle ätherischen Öle bei einem Anbieter das Gleiche kosten. Einheitspreise sind ein Warnsignal dafür, dass dieser Anbieter nicht seriös ist, denn verschiedene Varietäten eines ätherischen Öls sollten nicht das Gleiche kosten.

Die sichere Anwendung ätherischer Öle

Wenn es um die Anwendung ätherischer Öle geht, rate ich immer zur Vorsicht. Dieses Buch versteht sich als Anleitung für die Verwendung der Aromatherapie in der Schwangerschaft, bei der Geburt, im Wochenbett und in der Stillzeit. Vergessen Sie aber nicht, dass die allgemeinen Informationen aus den Kapiteln 1, 2 und 5 Ihnen auch das Rüstzeug an die Hand geben, eine Aromatherapie zu Hause auch zu anderen Zeiten und aus anderen Gründen anzuwenden. Im Falle eines Falles können Sie immer noch einen professionell geschulten Aromatherapeuten zurate ziehen. Im Folgenden nun meine persönlichen Ratschläge für einen sicheren Umgang mit ätherischen Ölen:

Achten Sie auf besondere Bedürfnisse

Wenn Sie ätherische Öle bei Säuglingen, Kindern, Schwangeren und älteren Menschen anwenden, sollten Sie geeignete Vorsichtsmaßnahmen treffen. Diese Personen könnten sehr viel sensibler auf die Anwendung ätherischer Öle reagieren als der durchschnittliche Erwachsene. Die Mittel in diesem Ratgeber wurden gezielt für Schwangere ausgesucht und in Gruppen zusammengefasst, je nachdem, ob sie während der Schwangerschaft, bei der Geburt oder im Wochenbett angewendet werden. Verwenden Sie die Mittel also auch nur während des Zeitraums, für den sie empfohlen werden.

Vorsicht!

Im Intimbereich und an den Schleimhäuten: Verwenden Sie keine unverdünnten ätherischen Öle im Genitalbereich. Vermeiden Sie den Kontakt mit Augen, Mund und Nase.

Nicht innerlich anwenden

Ätherische Öle sind nicht zum Einnehmen gedacht, also nicht zum Verzehr geeignet. Obwohl manche Anbieter ätherischer Öle dazu raten, die Öle innerlich anzuwenden, ist die Sicherheit dieser Methode nicht erwiesen. Ich würde nie empfehlen, ätherische Öle zu schlucken.

Verwenden Sie immer ein Basisöl

Ich nutze ätherische Öle inzwischen seit über fünfundzwanzig Jahren, und nie verwende ich sie unverdünnt oder pur. Ich greife immer auf ein Träger- oder Basisöl zurück, da ich mir nie sicher sein kann, wie ein ätherisches Öl wirkt oder wie

PATCH-TEST

Wenn ich bei jemandem eine Aromatherapie durchführen will, schlage ich zuerst immer einen Hauttest vor, einen sogenannten Epikutan-Test oder Patch-Test. Hier die wenigen Schritte zur Durchführung eines Patch-Tests bei sich selbst:

- Benetzen Sie Ihre Ellenbeuge mit einem oder zwei Tropfen des verdünnten ätherischen Öls.
- Bedecken Sie den Bereich mit einer Bandage, und halten Sie ihn vierundzwanzig Stunden lang trocken. In dieser Zeit sollten Sie diese Stelle auch nicht waschen.
- Sollten Reizungen, Juckreiz, Rötungen oder Schwellungen auftreten, dann ist dieses ätherische Öl nicht das richtige für Sie.
- Bedenken Sie auch, dass ein ätherisches Öl, das bei Ihnen keine Reaktionen hervorruft, bei anderen Menschen durchaus eine Reaktion hervorrufen kann.

ein Mensch darauf reagiert. Selbst bei mir weiß ich das nicht. Die Verwendung eines Basisöls verringert einfach die Gefahr einer Überreaktion. Als Basisöl kommt jedes Nuss-, Saaten- oder Pflanzenöl infrage (siehe Kasten Seite 32).

Allergiegefahr

Ätherische Öle können eine allergische Reaktion oder eine Reizung hervorrufen. Sie können verschiedene Schritte unternehmen, um einer allergischen Reaktion vorzubeugen: Verwenden Sie nie unverdünnte Öle, machen Sie einen Hauttest (siehe Kasten Seite 27) und wechseln Sie zwischen verschiedenen Ölen, damit es gar nicht erst zu einer Sensibilisierung kommen kann. Falls bei der äußerlichen Anwendung eines ätherischen Öls eine allergische Reaktion auftritt, wischen Sie so viel wie möglich davon mit einem in Milch oder Pflanzenöl getränkten Lappen ab. Das ätherische Öl verbindet sich mit dem Fett in der Milch beziehungsweise dem Pflanzenöl. Anschließend waschen oder duschen Sie sich gründlich.

Weniger ist mehr

Obwohl viele Menschen meinen, dass mehr von einer guten Sache doch nur besser sein kann, trifft das bei der Arbeit mit ätherischen Ölen nicht zu. Tatsächlich ist das Gegenteil der Fall: Es ist immer am besten, die kleinstmögliche Menge zu verwenden. Wenn zum Beispiel die empfohlene Dosis fünf Tropfen beträgt, schauen Sie, ob Sie das gleiche Ergebnis nicht auch mit zwei Tropfen erhalten. Verwenden Sie keine konzentrierteren Lösungen als nötig. Vergessen Sie auch nicht, dass Schwangere einen ausgeprägten Geruchssinn haben. Der Maxime »Weniger ist mehr!« zu folgen, ist also bei werdenden Müttern noch wichtiger.

Achten Sie auf Reizungen

Falls es zu Reizungen kommt, verwenden Sie das eingesetzte ätherische Öl nicht weiter. Das Wort Reizung hat hier einen doppelten Sinn: Es kann bedeuten, dass Sie sich reizbar fühlen oder dass Ihre Haut eine Reaktion zeigt. Das kann eine Kontaktdermatitis sein, eine Nesselsucht, ein Ausschlag oder eine Rötung. Zu Reizungen kann es bei jeder Art von äußerlicher Anwendung kommen. Wenn ein ätherisches Öl bei Ihnen für schlechte Laune sorgt und Sie reizbar macht, ist das eine negative Reaktion und ein Grund, dieses Öl nicht weiter zu verwenden.

Vorsicht bei offenem Feuer

Beachten Sie, dass ätherische Öle leicht entflammbar sind. Seien Sie vorsichtig, wenn Sie in der Nähe eines offenen Feuers damit hantieren, zum Beispiel bei einem Teelicht in einer Duftlampe.

Die Aufbewahrung ätherischer Öle

Da ätherische Öle hochpreisig sein können, ist es wichtig, sie sorgfältig aufzubewahren, damit sie nicht verderben. Hier ein paar grundlegende Hinweise:

Das richtige Behältnis

Stellen Sie sicher, dass alle Ihre ätherischen Öle beim Kauf in dunkle Flaschen abgefüllt, fest verschlossen und versiegelt sind. Drehverschlüsse mit Pipetten sollten nie als dauerhafte Verschlüsse auf den Flaschen bleiben.

Die richtige Lagerung

Bewahren Sie alle ätherischen Öle an einem dunklen, trockenen Platz auf. Starke Sonneneinstrahlung oder auch Licht im Allgemeinen lassen die Öle schneller verderben und kippen.

Haltbarkeit

Die meisten ätherischen Öle haben eine Haltbarkeit von etwa zwei Jahren. Manche, zum Beispiel Öle von Zitrusfrüchten, halten nur ein Jahr. Kiefern- oder Teebaumöl ist etwa achtzehn Monate haltbar. Patschuli und Sandelholz dagegen halten sich deutlich länger, nämlich bis zu vier Jahre.

Mischungen

Mischen Sie ätherische Öle und Basisöle (siehe Kasten Seite 32) immer in Flaschen oder Schraubgläsern aus Glas, Porzellan oder Aluminium (Aluminiumbehälter müssen phenolbeschichtet sein). Verwenden Sie nie Plastik, da es unter den Inhaltsstoffen der ätherischen Öle leidet.
Nachdem Sie das Basisöl in die Flasche gefüllt haben, verwenden Sie eine Pipette, um das oder die ätherischen Öle hinzuzufügen. Ich rate Ihnen dazu, für jedes ätherische Öl eine eigene Pipette zu verwenden. Achten Sie darauf, dass das Öl nur in die Pipettenspitze gelangt und nicht in das Gummihütchen, da das Gummi brüchig wird, wenn es zu lange und zu oft mit ätherischen Ölen in Berührung kommt.

Reinigung

Nehmen Sie Wodka oder einen anderen Alkohol, um die Tropfpipetten zu reinigen. Saugen Sie den Wodka an und lassen Sie ihn einwirken. Oder nehmen Sie das Gummihütchen von der Pipette und legen Sie beide Teile einige Zeit in Weißweinessig, bevor Sie sie mit kochendem Wasser sterilisieren.

Mischungen ätherischer Öle herstellen: die Grundlagen

Ein ätherisches Öl mag gut sein, eine Kombination aus zwei oder mehr Ölen ist oft besser. Kombinieren Sie ätherische Öle wegen des Dufts oder wegen der Wirkung – oder aus beiden Gründen. Befolgen Sie immer die Sicherheitshinweise (siehe Seite 26 ff.), wenn Sie Öle miteinander mischen und eine Aromatherapie kreieren. Die Grundlagen werden in Kapitel 5 »Grundrezepte aus Aromatherapie, Kräuter- und Pflanzenheilkunde« auf den Seiten 119 ff. beschrieben.

KOPF-, HERZ- UND BASISNOTE

Der Duft einer Mischung ätherischer Öle verändert sich mit der Zeit. Das liegt daran, dass die Öle unterschiedlich schnell verdunsten. Wenn sich die ätherischen Öle in einer Mischung verflüchtigen, ändert sich der Geruch, je nachdem, welches Öl oder welche Öle am längsten halten.

- Die Kopfnote verflüchtigt sich in ein bis zwei Stunden. Die Kopfnote nimmt man in einer Geruchsmischung am stärksten wahr.
- Die Herznote ist etwas schwerer ausgeprägt und verflüchtigt sich in zwei bis vier Stunden. Hierbei handelt es sich oft um Kräuterdüfte.
- Die Basisnote braucht länger, um sich zu verflüchtigen – manchmal mehrere Tage.

Ausgewogene Duftmischungen

Beim Herstellen einer ausgewogenen Mischung ätherischer Öle muss man wissen, welche Duftfamilien zueinanderpassen. Man kann ätherische Öle nämlich übergeordneten Gruppen oder Familien zuweisen, je nachdem, zu welchem Aromatyp sie gehören. Ätherische Öle aus der gleichen Familie lassen sich üblicherweise gut mischen. Die folgende Auflistung zeigt, welche Familien gut zueinanderpassen:

- Exotische und würzige Düfte lassen sich gut mit Zitrusfrüchten und floralen Noten kombinieren.
- Blumige Düfte passen gut zu Zitrusfrüchten, würzigen und holzigen Noten.

- Frische, minzige Düfte lassen sich gut mit Zitrusfrüchten, erdigen, holzigen und krautigen Noten vermischen.
- Holzige, waldige und natürliche Noten passen in der Regel gut zu allen anderen Familien.

TRÄGER- ODER BASISÖLE

Für eine sichere Anwendung müssen ätherische Öle zuerst mit einem Träger- oder Basisöl vermischt werden. Bei solchen Ölen handelt es sich um gewöhnliche Öle aus Nüssen, Saaten und Pflanzen. Beispiele sind Aprikosenkernöl, Olivenöl und Mandelöl. Für manche meiner Mittel rate ich zu bestimmten Basisölen, meist aber überlasse ich Ihnen die Wahl. Manchmal wähle ich ein saisonal passendes Basisöl. Im Winter verwende ich zum Beispiel gern ein etwas dickflüssigeres Öl wie Olivenöl oder erwärmtes Kokosnussöl. Im Sommer dagegen greife ich gern auf leichtere Öle zurück, zum Beispiel Aprikosenkernöl oder Traubenkernöl.
Hinweis: Das Trägeröl wird erst hinzugefügt, wenn die ätherischen Öle vermischt sind und angewendet werden.

Es ist leicht, mit Mischungen zu experimentieren. Nehmen Sie einige Tropfen von drei ätherischen Ölen, schnuppern Sie an jedem einzelnen, und vermischen Sie dann alles miteinander. Wie unterscheidet sich die Mischung von den drei ursprünglichen ätherischen Ölen? Wie ändert sich der Geruch mit der Zeit, wenn die Öle anfangen, sich zu verflüchtigen? Einige Stunden können einen deutlichen Unterschied im Geruch einer Ölmischung bewirken (beachten Sie dazu auch die Ausführungen zu Kopf-, Herz- und Basisnoten im Kasten auf Seite 31).
Im Folgenden finden Sie eine verbreitete Einteilung ätherischer Öle in Gruppen:

Erdig
Erdige Düfte, die üblicherweise als Basisnoten dienen, assoziieren wir in der Regel mit frischer Luft, feuchtem Erdboden und Wasser. Zu ihnen gehören Patschuli und Vetiver.

Exotisch
Ätherische Öle mit exotischer Duftrichtung werden meist in der Basisnote verwendet. Dazu gehören Ingwer, Patschuli, Sandelholz und Ylang-Ylang.

Krautig
Diese ätherischen Öle werden aus Kräutern hergestellt und haben einen eindeutig »grünen« Geruch. Hierher gehören Basilikum, Muskatellersalbei und Ysop.

Medizinisch oder kampferartig
Ätherische Öle, die üblicherweise in der Kopf- oder Herznote eingesetzt werden. Dazu zählen Eukalyptus und Teebaum.

Minzig
Diese Familie gehört zu den am häufigsten verwendeten ätherischen Ölen. Sie umfasst Lavendel, Pfefferminze und grüne Minze. Man nimmt sie gern als Kopf- oder Herznote.

Waldig
Nach Wald duftende ätherische Öle werden für Herz- oder Basisnoten eingesetzt und rufen Erinnerungen an die Natur und Aufenthalte an der frischen Luft wach. Dazu gehören Zedernholz, Zypresse, Kiefer und Fichte. Beachten Sie bitte, dass Zypressenöl besonders im Wochenbett nützlich ist, aber von einer Nutzung in der Schwangerschaft abgeraten wird.

Würzig
Diese Düfte sind warm und häufig exotisch und erinnern an bestimmte Küchengewürze wie Piment, Kardamom, Kassien und Nelken.

Zitrusfrüchte
Öle von Zitrusfrüchten werden oft als Kopfnoten eingesetzt, verflüchtigen sich ziemlich schnell und passen gut zu den

meisten anderen Düften. Die bekanntesten ätherischen Öle aus der Gruppe der Zitrusfrüchte sind Grapefruit, Zitrone, Zitronenmelisse, Limette, Mandarine, Bitterorange, Orange und Tangerine.

Was man für eine Aromatherapie braucht: die Grundausstattung

Außer den ätherischen Ölen selbst benötigt man nur wenige Dinge und Zutaten für die Herstellung von Ölmischungen. Die meisten haben Sie vielleicht schon zu Hause, und alle sind preiswert.

Basisöle

Sie werden für Einreibemittel, Massageöle und andere äußerliche Anwendungen genommen. Basis- oder Trägeröle sollen das ätherische Öl »tragen«. Es kommen alle Nuss-, Saaten- und Pflanzenöle in Betracht, die Sie z. B. auch je nach Jahreszeit wählen können (siehe Kasten Seite 32).

Flüssigkeiten

Für Einreibemittel, Sprays und Gesichtswasser kommen verschiedene Flüssigkeiten als Zusatz zu den ätherischen Ölen infrage. Dazu gehören Wasser, Hamameliswasser oder unvergällter Alkohol, zum Beispiel Wodka.

Gefäße mit Verschluss

Ätherische Öle sind sehr flüchtig. Kommen sie mit Luft in Kontakt, beginnen sie, sich zu verflüchtigen. Es ist also ratsam, den Deckel oder Verschluss aufzusetzen, sobald die ätherischen Öle abgefüllt sind. Geben Sie immer ein paar Tropfen in die Flasche, setzen Sie den Deckel darauf und lassen Sie die Flasche sanft kreisen, damit die ätherischen Öle sich vermischen.

Pipetten oder Dosierhilfen

Pipetten sind schlanke Glasröhren, die an einem Ende mit einem Gummihütchen ausgestattet sind. Man verwendet sie, um Flüssigkeiten oder ätherische Öle in eine Flasche oder ein Glas zu tropfen. Es gibt auch Einmalpipetten oder spezielle Transferpipetten aus Kunststoff. Auch sie können für diesen Zweck verwendet werden. Bei einem Preis von wenigen Cent pro Stück sind Einmalpipetten durchaus erschwinglich. Die Glaspipetten mit Gummihütchen sind etwas teurer, können aber bei sorgfältiger Reinigung wiederverwendet werden.

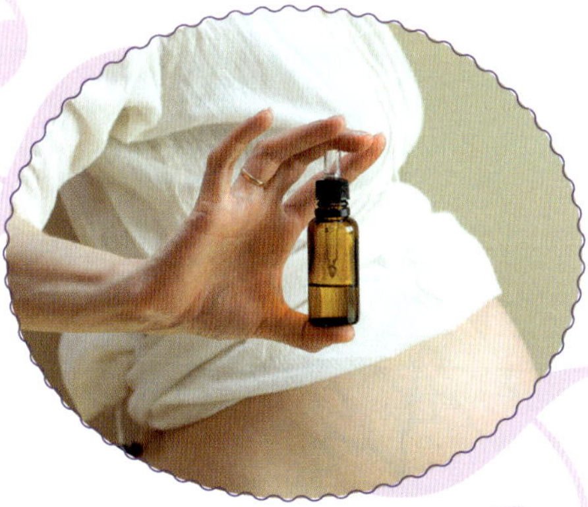

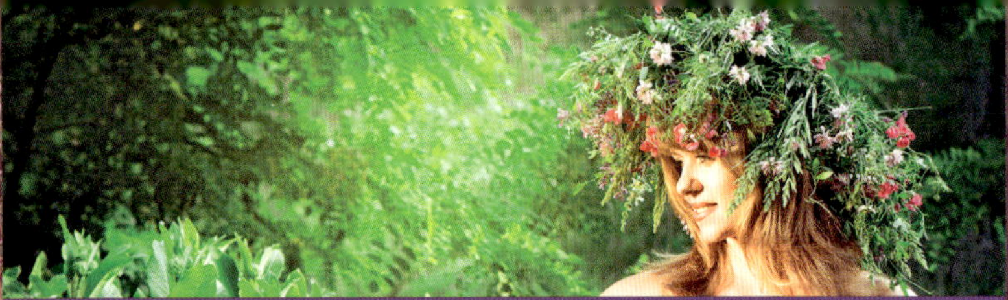

Kapitel 2 – Ätherische Öle für Schwangerschaft, Geburt, Wochenbett und Stillzeit

Ätherische Öle kommen aus unterschiedlichen Quellen. Entsprechend weisen sie ein breites Duftspektrum auf und bieten sich für viele therapeutische Maßnahmen an. In diesem Kapitel wird eine Reihe verbreiteter ätherischer Öle aufgelistet, die in der Aromatherapie verwendet werden. Auf der ersten Liste finden sich ätherische Öle, deren Anwendung für Schwangerschaft, Geburt und Stillzeit unbedenklich ist. Anbei finden sich auch kurze Beschreibungen ihrer Eigenschaften und ihres Nutzens. Genauso wichtig sind die beiden folgenden Listen. Auf der einen finden Sie ätherische Öle, deren Verwendung in der Schwangerschaft nicht unbedenklich ist, auf der anderen ätherische Öle, deren Verwendung ganz allgemein bedenklich ist.

Die Informationen in diesem Kapitel beziehen sich wohlgemerkt nur auf die Aromatherapie und ätherische Öle. Manche der Pflanzen sind auch in anderer Form erhältlich (zum Beispiel als getrocknete Blumen oder Blätter), die in der Kräuterkunde verwendet werden. Die Empfehlungen für den Umgang damit sind andere. Im Kapitel 4 »Heilkräuter und Heilpflanzen für Schwangerschaft, Geburt, Wochenbett und Stillzeit«, Seite 82 ff., finden Sie die für Kräuter gültigen Listen, auch solche für Heilkräuter oder Küchenkräuter, die bei der Essenszubereitung Verwendung finden.

Die folgenden Listen enthalten wissenschaftliche Begriffe, die Ihnen vielleicht nicht vertraut sind. Das Wort »Abortivum« wird zum Beispiel in Bezug auf ätherische Öle verwendet, die Wehen oder Aborte, also Fehlgeburten, auslösen können. Das Glossar (siehe Seite 252) liefert die Erklärungen für viele der Begriffe in diesem Kapitel.

Ätherische Öle, deren Anwendung unbedenklich ist

Bergamotte
(Citrus bergamia)

Mit seiner Zitrusfrische vertreibt das ätherische Öl der Bergamotte schlechte Laune und hilft bei depressiven Verstimmungen. Es lässt sich gut mit vielen Ölen mischen, vor allem mit römischer Kamille und allen Zitrusölen.

Eukalyptus
(Eucalyptus radiata, Eucalyptus globulus)

Das ätherische Öl des Eukalyptusbaumes wird schon seit Langem bei Atembeschwerden eingesetzt. Eukalyptus ist wunderbar geeignet, um Erkältungen, Verstopfung, Grippe und Probleme der Nasennebenhöhlen wie Infektionen zu behandeln. Es ist antibakteriell, antimykotisch und antiseptisch. Und es wirkt schmerz- und krampflindernd. Außerdem ist es gut zur Wundbehandlung geeignet, auch wenn es Hautreizungen verursachen kann.

Grapefruit
(Citrus paradisi)

Als leichtes und erfrischendes Öl ist Grapefruitöl eines meiner Lieblingsöle. Es ist bestens geeignet zur Behandlung von Ängsten, Reizbarkeit und Stress, insbesondere in Perioden hormoneller Veränderung und Erschöpfung – oder wenn die Stimmung angehoben werden soll. Es ist antibakteriell, antiseptisch, adstringierend, stärkend und anregend. Es hilft auch bei Depressionen und Verdauungsbeschwerden.

Johanniskraut
(Hypericum perforatum)

Dieses Öl wird als Aufguss der Johanniskrautblüten in einem Basisöl (siehe Kasten Seite 32) verkauft. Man kann das Öl auch zu Hause herstellen (siehe Vorgaben für die Herstellung von Kräuterölen auf Seite 30 ff.). Johanniskrautöl hat sich als wohltuend bei der Behandlung von Muskelkater, Muskelzerrungen und Rückenschmerzen erwiesen. Das beruhigende

Öl schafft Linderung bei Entzündungen und beschleunigt die Wundheilung.

Kamille, römische

(Anthemis nobilis oder *Chamaemelum nobile)*

Das ätherische Öl der römischen Kamille wird bereits seit Langem zur Hautpflege und Wundversorgung eingesetzt. Es hilft bei der Behandlung von blauen Flecken, Insektenbissen, Schuppenflechte, Verstauchungen und Schwellungen. Weil es entspannend und krampflösend wirkt, ist es auch bei der Muskelbehandlung und bei Nervenschmerzen hilfreich. Sollte die römische Kamille nicht als ätherisches Öl erhältlich sein, kann man stattdessen echte Kamille nehmen, denn dieses Öl hat ähnliche Eigenschaften.

Kiefernnadel

(Pinus silvestris)

Wir alle kennen den Duft von Kiefernnadeln. Er ist erfrischend und belebend und findet sich in vielen Ländern in Reinigungsmitteln. Kieferduft wird häufig mit einem frischen, sauberen Haus in Verbindung gebracht. Beim Inhalieren hilft Kiefernnadelöl, die Nasennebenhöhlen frei zu machen. Wenn man es unter ein Massageöl mischt, dient es der Behandlung akuter Gelenkschmerzen.

Lavendel

(Lavendula angustifolia)

Dieses ätherische Öl wird ob seiner hautheilenden Eigenschaften sehr geschätzt. Darüber hinaus wird es sehr vielseitig eingesetzt. In einer Mischung für Diffuser kann es eine ruhige, entspannende Umgebung fördern und Stress reduzieren. Es beruhigt und entspannt sogar Säuglinge. Es hat auch einen Platz in jeder Hausapotheke verdient, denn man kann damit Schnitte, Kratzer, Insektenstiche, Muskelkater und Sonnenbrand behandeln. Außerdem ist es hilfreich bei der Behandlung von Stress und Anspannung. So kann man beispielsweise eine Lavendelkompresse bei Kopfschmerzen, Muskelkater, Stress und Sonnenbrand benutzen.

Lavendelöl gilt als eines der sichersten ätherischen Öle auf dem Markt. In manchen Quellen heißt es sogar, der Gebrauch von unverdünntem Lavendelöl sei unbedenklich. Um Reaktionen vorzubeugen, rate ich jedoch dazu, auch Lavendelöl immer zu verdünnen. Eine Sensibilisierung kann plötzlich oder nach dem Gebrauch über lange Zeit hinweg auftauchen. Das Mischen des Lavendelöls mit einem Basisöl kann dem vorbeugen.

Mandarine
(Citrus reticulata)

Das ätherische Öl der Mandarine ist gut geeignet, um Schlaf und Entspannung zu fördern. Es hilft gegen Schlafstörungen und Stress und ist ganz ausgezeichnet, wenn man sich müde und lustlos fühlt. Darüber hinaus ist es bei Hautproblemen dienlich, zum Beispiel bei Akne, alternder fahler oder öliger Haut und bei Narben.

Neroli
(Citrus aurantium)

Es ist sehr verbreitet bei der Behandlung von Depressionen, Stress und anderen emotionalen Problemen. Doch das Neroliöl ist auch für die Haut gut, zum Beispiel bei reifer Haut oder Schwangerschaftsstreifen. Deshalb kommt es häufig in Hautcremes und -ölen vor. Neroliöl wird aus Orangenblüten gewonnen und ist so begehrt, weil es sich sehr gut mit fast allen anderen ätherischen Ölen mischen lässt.

Niaouli
(Melaleuca viridiflora)

Niaouliöl eignet sich zur Muskellockerung und lindert Anspannungen. Es ist eine wunderbare Zugabe für ein wohltuendes Bad.

Orange
(Citrus sinensis)

Das ätherische Öl der Orange ist ein leichtes Öl, das in vielen Produkten des täglichen Gebrauchs Verwendung findet. Dazu gehören Lufterfrischer, Reinigungsmittel und Waschpulver. Therapeutisch lässt es sich bei Angstzuständen und

Stress einsetzen. So wirkt es bei der Behandlung von Traurigkeit und Depressionen, auch bei Wochenbettdepressionen.

Patschuli
(Pogostemon cablin)

Patschuliöl wird manchmal auch »Hippie-Öl« genannt und gilt vielen als der Duft der sechziger Jahre. Patschuliöl ist eine ideale Basis für eine Ölmischung. Mit der Zeit verbessert sich sein Duft, die Farbe ändert sich und es wird reichhaltiger.

Pfeffer, schwarzer
(Piper nigrum)

Zur äußerlichen Anwendung dient das ätherische Öl des schwarzen Pfeffers vor allem in Mischungen gegen Muskelschmerzen, schmerzhafte Krampfadern und Muskelverspannungen. Es wirkt anregend auf den Kreislauf.

Rose
(Rosa damascena)

Der zarte Duft nach Rosen ist einer der bekanntesten der Welt. Er wird schon immer ob seiner beruhigenden und aphrodisierenden Wirkung geschätzt. Rosenöl findet sich oft in Gesichtsölen und -cremes, denn es ist sowohl antibakteriell als auch antiseptisch.

Rosengeranie
(Pelargonium graveolens)

Das ätherische Öl der Rosengeranie findet sich oft in Mischungen, die dafür vorgesehen sind, Depressionen zu lindern oder die Laune zu heben. Viele Leute schätzen auch die regenerativen Eigenschaften, die dieses Öl in Hautpflegeprodukten bietet. Neueste Studien haben auch gezeigt, dass dieses Öl zur Schmerzbehandlung geeignet ist. So kann Geranienöl zum Beispiel vermischt mit einem Basisöl oder einer Salbe hilfreich sein bei der Behandlung von Nervenschmerzen, Nervenleiden und Gürtelrose.

Gegenanzeigen

Obwohl die Rosengeranie während der Schwangerschaft nicht unbedenklich ist, kann sie im Wochenbett problemlos angewendet werden.

Rosenholz

(Aniba rosaeodora)

Die stimmungsaufhellende Wirkung des Rosenholzöls ist bekannt. Es ist stimulierend, unterstützt bei Depressionen und wirkt wie ein Aphrodisiakum. Auch für die reife Haut ist es gut. Rosenholzöl ist antiseptisch, bakterizid, desodorierend und insektizid.

Rosmarin

(Rosmarinus officinalis)

Ein vielseitiges Hilfsmittel, das in jede Hausapotheke gehört, denn Rosmarinöl ist antimikrobiell, weshalb es ideal für die Behandlung von Schnitten und Kratzern ist. Außerdem hilft es bei Verstopfung und bei der Behandlung von Kopfschmerzen im Allgemeinen und Migräne im Besonderen. Eine gute Behandlungsmöglichkeit für Kopfschmerzen ist die Kombination einiger Tropfen Rosmarinöl mit einem Basisöl (siehe Kasten Seite 32). Diese Ölmischung wird dann in die Schläfen einmassiert. Studien haben außerdem gezeigt, dass der Duft von Rosmarinöl die kognitiven Leistungen und auch die Stimmung heben kann.

Gegenanzeigen

Obwohl die Anwendung von Rosmarinöl in der Schwangerschaft nicht sicher ist, kann es problemlos im Wochenbett angewendet werden.

Sandelholz

(Santalum album)

Sandelholzöl gehört zu meinen Lieblingsölen. Es ist einfach exotisch. Kunden, die entspannen und »in Stimmung« kommen wollen, empfehle ich oft Sandelholz. Es kann nicht nur dazu verhelfen, ein Kind zu zeugen, sondern auch die Rückenschmerzen lindern, die dann vielleicht in der Schwangerschaft auftreten. Genauso lindert es Ängste, Kopfschmerzen und akute Schübe von Hautkrankheiten.

Sandelholz wird nicht immer ethisch korrekt geerntet. Wenn Sie Sandelholzöl kaufen, achten Sie darauf, dass es aus nachhaltigem Anbau stammt. Siehe auch die Hinweise zum Kauf qualitativ hochwertiger Öle (Seite 23 ff.).

Tangerine

(Citrus reticulata)

Ich liebe den Geruch von Zitrusölen und insbesondere den der Tangerine. Es wirkt stimmungsaufhellend bei Menschen, die sich lustlos oder abgeschlagen fühlen. Dieses ätherische Öl wirkt außerdem antiseptisch, krampflindernd und beruhigend. So tut es zum Beispiel bei Stress und Schlaflosigkeit gut.

Teebaum

(Melaleuca alternifolia)

Teebaumöl ist sehr beliebt, und das aus gutem Grund. Man kann es nämlich bei vielen Problemen einsetzen. Hat man als Schwangere eine bakterielle Vaginose, kann man einen oder zwei Tropfen Teebaumöl in eine Tasse Wasser geben, einen Tampon darin einweichen und ihn dann einführen. Oder Sie verwenden einen oder zwei Tropfen für ein Sitzbad. Außerdem kann man Teebaumöl zur Behandlung von Akne verwenden, bei Fußpilz, Scheidenpilz, Windpocken, Erkältungen, Lippenherpes, Schnitten und Kratzern, Grippe, Kopfschmerzen, Insektenstichen und Juckreiz. Und es wirkt abschwellend, desodorierend und schleimlösend. All das ist möglich, weil dieses vielseitige Öl schmerzlindernd, antibakteriell, antimykotisch, entzündungshemmend, antimikrobiell, antiviral und als Fungizid und Insektizid wirkt.

Vetiver

(Vetiveria zizanoides)

Das Vetiveröl mit seinem reifen, leicht erdigen Duft ist bekannt für seine entzündungshemmenden, antiseptischen, aphrodisierenden und sedierenden Eigenschaften. Dieses Öl wirkt auf viele Menschen beruhigend und erdend. Außerdem ist es wohltuend bei trockener Haut, Gelenk- und Muskelschmerzen.

Weihrauch

(Boswellia sacra oder *Boswellia carterii)*

Da es beruhigend und entspannend wirkt, wird Weihrauchöl gerne gegen Ängste und Stress eingesetzt. Es kann im Diffuser oder als Kompresse verwendet werden. Als Schleimlöser ist es nützlich bei der Behandlung von Asthma und

Bronchitis. Will man es äußerlich als Kompresse, Lotion der Massageöl anwenden, wirkt es besonders gut, wenn man es in die Brust einreibt oder als Antiseptikum verwendet. Auch für die Behandlung von Rheuma und Narben ist es gut geeignet.

Wildrosenöl
(Rosa canina)

Obwohl es sich bei Wildrosenöl nicht um ein echtes ätherisches Öl handelt, wird es oft gemeinsam mit ätherischen Ölen angeboten. Mit seinen hautverjüngenden Eigenschaften bietet das Wildrosenöl eine sichere und natürliche Lösung, um die Hautoberfläche zu reparieren. Es passt sehr gut in Mittel zur Behandlung von Schwangerschaftsstreifen, es stellt die Elastizität der Haut wieder her und schützt vor Sonne und Umwelteinflüssen.

Ylang-Ylang
(Cananga odorata)

Dieses ätherische Öl gilt als entspannend, und es ist hilfreich bei hormonell bedingten Stimmungsschwankungen wie dem prämenstruellen Syndrom oder in den Wechseljahren. In einer Aromamischung für Diffuser kann dieses Öl bei Panikanfällen, Angst und Reizbarkeit helfen. Da es auch gegen Depressionen hilft, ist es in vielen antidepressiven Mischungen zu finden.

Zitrone
(Citrus limon)

In vielen Haushalten gehört es zur Grundausstattung: Das ätherische Öl der Zitrone wird hier sehr vielfältig eingesetzt. Es ist zum Beispiel antimykotisch, also sehr gut als Pilzbekämpfungsmittel geeignet.

Zypresse
(Cupressus sempervirens)

Zypressenöl ist bekannt für seine Fähigkeit, Wunden zu heilen, Muskelkater und Krämpfe zu lindern. Es hat eine Reihe wohltuender Eigenschaften. Es ist antibakteriell, entzündungshemmend und antiseptisch. Es lässt sich gut als

Deodorant, Schleimlöser, Beruhigungsmittel und Tonikum einsetzen.

Gegenanzeigen

Obwohl Zypressenöl während der Schwangerschaft durchaus bedenklich ist, kann es im Wochenbett sehr wohl angewendet werden.

Ätherische Öle, die in der Schwangerschaft gemieden werden sollten

Die folgenden ätherischen Öle sollten in der Schwangerschaft nicht verwendet werden. Manche begünstigen Aborte, Blutungen oder Wehen. Alle sind gefährlich für Mutter oder Kind oder beide.
Obwohl diese Öle in der Schwangerschaft gemieden werden sollten, können manche problemlos im Wochenbett verwendet werden. Sie sind mit einem Sternchen gekennzeichnet. Man sollte aber diese ätherischen Öle nicht mit den Kräutern verwechseln, die in Kräuterrezepten eingesetzt werden, oder mit Küchenkräutern, die man zum Kochen verwendet.

- Anis (*Pimpinella anisum*)
- Basilikum, afrikanisches (*Ocimum gratissimum*) oder Basilikum, indisches (*Ocimum tenuiflorum*)
- Davana (*Artemisia pallens*)
- Hybrid-Lavendel oder Lavandin (*Lavandula hybrida*)
- Kanuka (*Leptospermum ericoides*)
- Linde, holländische (*Tilia vulgaris*)
- Majoran (*Origanum majorana*)
- Myrrhe (*Commiphora myrrha*)
- Nelke (*Eugenia caryophyllata* oder *Syzygium aromaticum*)
- Oregano (*Origanum vulgare*)
- Palo Santo (*Bursera graveolens*)
- Pelargonie (*Pelargonium roseum*)
- Perubalsam (*Myroxylon pereirae*)
- Pflaumenflechte (*Evernia prunastri*)

- Rainfarn, blauer (*Tanacetum annuum*)
- Ravensara (*Ravensara aromatica*)
- Rosengeranie (*Pelargonium graveolens*)*
- Rosmarin (*Rosmarinus officinalis*)*
- Salbei, dalmatinischer oder großblättriger (*Salvia officinalis*)
- Salbei, spanischer (*Salvia lavandulifolia*)
- Saro oder Mandravasarotra (*Cinnamosma fragrans*)
- Wacholder (*Juniperus communis*)
- Zypresse (*Cupressus sempervirens*)*

Ätherische Öle, die allgemein gemieden werden sollten

Die folgenden ätherischen Öle gelten als ungeeignet für jedermann, ob schwanger oder nicht. Ausgebildete Aromatherapeuten meiden sie. Obwohl viele Quellen nichts darüber sagen, warum diese ätherischen Öle nicht benutzt werden sollten, habe ich so viele Informationen hinzugefügt, wie ich konnte. Zu jedem der folgenden Öle gibt es aber eine sichere Alternative.

Ajowan
(Trachyspermum ammi oder *Trachyspermum copticum)*

Weil das ätherische Öl des Ajowans viel Tymol enthält, das Wehen auslösen kann, sollte es in der Schwangerschaft gemieden werden. Unverdünnt reizt dieses Öl die Haut und die Schleimhäute.

Arnika
(Arnica montana)

Die Verwendung von Arnikaöl in der Schwangerschaft ist bedenklich. Ein Aufguss oder ein homöopathisches Mittel aus Arnikablüten kann jedoch angewendet werden, genau wie frei verkäufliche Produkte wie Arnikacreme oder -gel.

Atlas-Zeder
(Cedrus atlantica)

Das ätherische Öl der Atlas-Zeder ist ein potenzielles Abtreibungsmittel.

Basilikum
(Ocimum basilicum)

Basilikumöl sollte sparsam und mit Bedacht eingesetzt werden. Höhere Dosen dieses Öls können krebserregend sein, vor allem, wenn es aus Basilikum hergestellt wurde, das bedeutende Mengen Methylchavicol (oder Estragol) enthält, das eine psychoaktive Substanz ist. Basilikumöl sollte bei Leberproblemen nicht verwendet werden.

Beifuß
(Artemisia vulgaris)

Beifußöl enthält das möglicherweise gefährliche Nervengift Thujon und wirkt abtreibend.

Bittermandel
(Prunus dulcis var. amara)

Bittermandelöl sollte nie zu therapeutischen Zwecken genutzt werden, weil es Blausäure enthält, die giftig ist.

Boldo
(Peumus boldus)

Boldoöl enthält Ascaridol, das als extrem toxisch gilt und oft als Abtreibungsmittel Erwähnung findet. Meinen Recherchen zufolge hält niemand unter den Aromatherapeuten dieses Öl für geeignet.

Deertongue
(Carphephorus odoratissimus)

Zu diesem ätherischen Öl finden sich nur wenige Informationen, doch wenn davon die Rede ist, wird es als giftig beschrieben.

Elemiharz
(Canarium luzanicum)

Dieses Öl gilt als potenziell krebserregend.

Fenchel
(Foeniculum vulgare)

Fenchelöl hat in hohen Dosen eine narkotisierende Wirkung.

Gewürzthymian
(Thymus vulgaris)

Thymianöl kann den Blutdruck erhöhen.

Hainbirke
(Betula lenta)

Hainbirkenöl enthält als wichtigste Komponente Methylsalicylat, den aktiven Wirkstoff des Aspirins. Daher ist dieses Öl besonders für all jene problematisch, die allergisch oder sensibel auf Aspirin reagieren. Es sollte von Schwangeren und Stillenden gemieden werden. Auch für Kinder, ältere Menschen, Leberkranke, Personen, die Blutverdünner nehmen, sowie Epileptiker und Menschen mit Krampfneigung ist es nicht geeignet.

Immergrün, amerikanisches
(Gaultheria procumbens)

Das ätherische Öl des Immergrüns kann bei Verschlucken tödlich wirken.

Jaborandi
(Pilocartus jaborandi)

Dieses ätherische Öl kann zu allgemeinem Unwohlsein führen und andere Nebenwirkungen haben, zu denen Durchfall, Atemnot, Sehstörungen und Brechreiz gehören.

Kalmus
(Arcorus calamus var. angustatus)

Kalmus ist eines der neueren ätherischen Öle, und es gibt noch nicht viele Untersuchungen im Hinblick auf seine Verwendbarkeit. Bislang wird er in vielen Quellen als bedenklich im Hinblick auf die Aromatherapie gelistet.

Kampfer, brauner und gelber *(Cinnamomum camphora)*	In einigen Quellen heißt es, dass nichts gegen eine Anwendung dieses Öls beim Menschen spricht, andere behaupten, es sei toxisch und damit bedenklich. Tierversuche haben gezeigt, dass es den Embryo schädigen kann.
Knoblauch *(Allium sativum)*	Knoblauchöl kann zu ernsten Hautreizungen führen. Bei manchen Menschen kann es Atembeschwerden hervorrufen.
Lebensbaum, abendländischer *(Thuja occidentalis)*	Dieses Öl kann die Abortneigung erhöhen und Fehlgeburten auslösen.
Lorbeer, echter/Gewürzlorbeer *(Laurus nobilis)*	Lorbeeröl kann ein Kontaktekzem auslösen.
Lorbeer, westindischer *(Pimenta racemosa)*	Das ätherische Öl des westindischen Lorbeers kann Menschen mit Leberproblemen schaden.
May Chang *(Litsea cubeba)*	Dieses ätherische Öl kann grünen Star auslösen sowie Hautkrankheiten oder -schäden.
Meerrettich *(Armoracia rusticana)*	Meerrettichöl enthält Allylisothiocyanat und reizt bekanntlich Haut, Augen, Nase und Schleimhäute.
Muskatellersalbei *(Salvia sclarea)*	Obwohl das ätherische Öl des Muskatellersalbeis in der Schwangerschaft nicht angewendet werden darf, kann man es während der Geburt nutzen.

Muskatnuss
(Myristica fragrans)

Das ätherische Öl aus der Muskatnuss kann Übelkeit verursachen und den Herzschlag beschleunigen (Tachykardie).

Petersilienfrucht
(Pettroselinum sativum)

Petersilienöl hat eine abtreibende Wirkung.

Pfefferminze
(Mentha piperita)

Obwohl man Pfefferminzöl während der Schwangerschaft eigentlich meiden sollte, kann es in kleinen Mengen gefahrlos inhaliert werden, um Schwindel, Ohnmacht oder Übelkeit vorzubeugen. Das Öl der grünen Minze ist eine gute Alternative.

Pfriemenginster oder Ginster, spanischer
(Spartium junceum)

Den meisten Quellen zufolge gilt das ätherische Öl des Pfriemenginsters als giftig. Meiden Sie dieses Öl generell in der Aromatherapie.

Polei-Minze
(Mentha pulegium)

Dieses ätherische Öl ist ein Abtreibungsmittel. Außerdem kann es Leber und Lunge stark schädigen, auch in geringen Dosen. Wenn man dieses Öl in großen Mengen einnimmt, kann es tödlich sein.

Rainfarn
(Tanacetum vulgare)

Rainfarnöl kann Krämpfe, Brechreiz und Gebärmutterblutungen auslösen. Es kann zu Atemstillstand und Organversagen führen.

Sassafras
(Sassafras albidum)

Sassafrasöl sollte nie verwendet werden, da es möglicherweise tödlich wirkt.

Schafgarbe
(Achillea millefolium)

Dieses ätherische Öl gilt als Nervengift.

Senf, schwarzer
(Brassica nigra)

Senföl enthält Allylisothiocyanat und reizt bekanntlich Haut, Augen, Nase und Schleimhäute.

Steinklee, gelber
(Melilotus officinalis)

Dieses Öl ist bekannt für seine hautreizenden Eigenschaften. Man nimmt an, dass es die Chemikalie Kumarin enthält, eine Verbindung, die bei der Herstellung von Gerinnungshemmern eingesetzt wird. Menschen, die solche Gerinnungshemmer nehmen, sollten dieses Öl meiden, solange nicht mehr darüber bekannt ist.

Sternanis
(Illicium verum)

Anisöl sollte nie eingesetzt werden, da es den Kreislauf beeinträchtigt.

Teejasmin, chinesischer
(Jasminum grandiflorum)

Da Jasminöl starke Wehen auslösen kann, sollte es nur verwendet werden, wenn die Geburt bereits im Gange ist. Dieses Öl sollte nie herangezogen werden, um die Wehentätigkeit anzuregen.

Wacholder, virginischer
(Juniperus virginiana)

In den meisten Büchern über Aromatherapie steht, dass dieses ätherische Öl in der Schwangerschaft nicht sicher angewendet werden kann. Manche Quellen behaupten aber auch, es gäbe wenige Hinweise dafür, ob die Anwendung bedenklich ist oder nicht.

Weinraute
(Ruta graveolens)

Rautenöl kann zu Verbrennungen führen und die Haut reizen.

Wermut
(Artemisia absinthium)

Wermutöl enthält extrem viel Thujon, das Krämpfe auslöst und ein Nervengift ist.

Wurmsamen-Drüsengänsefuß
(Chenopodium ambrosioides var. anthelminticum)

Gänsefußöl sollte in der Aromatherapie nicht eingesetzt werden. Außerdem kann das Öl bei Erhitzen explodieren, oder wenn es mit Säure behandelt wird.

Ysop
(Hyssopus officinalis)

Ysopöl wird mit Anfällen und Krämpfen in Verbindung gebracht. Außerdem soll es Brechreiz auslösen. Diese Nebenwirkungen sind noch wahrscheinlicher, wenn es hoch dosiert angewendet wird.

Zwiebel
(Allium cepa)

Zwiebelöl kann bei Hautkontakt reizen sowie Schwindel und Übelkeit auslösen.

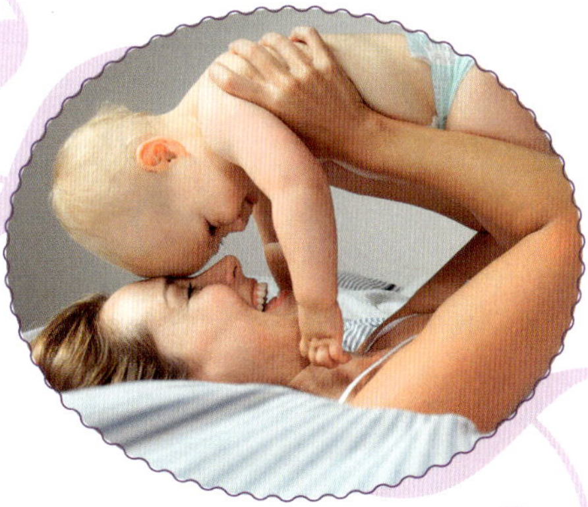

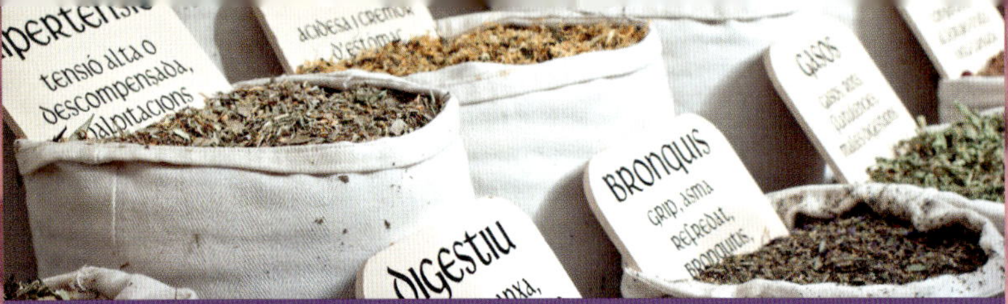

Kapitel 3 – Einführung in Heilkräuter und Heilpflanzen

Fast jede Hebamme, die ich kenne, arbeitet auch mit Kräutern. Und viele andere, die beruflich mit Schwangeren zu tun haben, nutzen ebenfalls Heilkräuter und Heilpflanzen. Wie die Aromatherapie, die auf ätherischen Pflanzenölen basiert, beruht die Kräuterkunde auf dem überlieferten Wissen, wie man Kräuter als Medizin einsetzt. Während ätherische Öle nur äußerlich angewendet werden können, indem man sie auf die Haut aufträgt oder inhaliert, können Heilkräuter und Heilpflanzen innerlich oder äußerlich angewendet werden. So werden Kräuter – ganz ähnlich wie ätherische Öle – für Kompressen, Einreibemittel und Salben verwendet; alles direkt auf der Haut. Bei Mitteln, die man einnimmt, spricht man in der Kräuter- und Pflanzenheilkunde von der inneren Anwendung. Ein Beispiel für ein Kräuterrezept, das innerlich angewendet wird, ist eine Tasse Tee, die aus frischen oder getrockneten Blüten, Blättern, Wurzeln oder einer Kombination aus allem aufgebrüht wird. Es gibt eine Vielzahl fertiger Kräutertees, die in praktischen Teebeuteln erhältlich sind. Wahrscheinlich haben Sie längst eine Packung Kräutertee in der Vorratskammer. Andere Rezepte wie Extrakte oder Tinkturen sind konzentrierter und werden messlöffel- oder teelöffelweise eingenommen.

Und zu guter Letzt gibt es natürlich noch die häufigste Verwendungsform für Kräuter, nämlich als Küchenkräuter bei der Essenszubereitung. In Salaten oder anderen Gerichten finden sich regelmäßig Kräuter, was nur verdeutlicht, wie problemlos man Kräuter konsumieren kann, auch in der Schwangerschaft.

Zurück zur Natur

Im Laufe der letzten zwanzig Jahre hat in den Vereinigten Staaten die Unzufriedenheit mit den Kosten, der fragwürdigen Sicherheit und einem Mangel an Wirksamkeit verschreibungspflichtiger Medikamente in Verbindung mit dem erstarkten Interesse an Naturheilmitteln zu einem enormen Anstieg bei der Nutzung von Heilkräutern und Heilpflanzen geführt. Eine Studie belegt, dass fast siebzig Prozent der Amerikaner in ihrem Leben mindestens einmal eine alternative Behandlungsmethode ausprobiert haben. Damit ist dieser »unkonventionelle« medizinische Ansatz eine der am schnellsten wachsenden Kategorien im amerikanischen Gesundheitssystem. Von meinen immer zahlreicher werdenden Schülern weiß ich, dass das Interesse an Kräuterkunde und Aromatherapie nicht nur in einer Gesellschaftsschicht anzutreffen ist. Heutzutage schauen Menschen aller Schichten auf diese zunehmend verbreiteten Therapieformen.

Die Weltgesundheitsorganisation schätzt, dass mehr als achtzig Prozent der Weltbevölkerung bis zu einem bestimmten Grad bei der medizinischen Grundversorgung auf Kräuter- und Pflanzenmedizin angewiesen sind. In Deutschland und der Schweiz sind zwischen sechs- und siebenhundert Kräuter- und Pflanzenheilmittel erhältlich und werden von gut siebzig Prozent der Ärzte verschrieben. Und aus amerikanischer Sicht interessant: In vielen Teilen Europas werden Kräutermittel in den gleichen Apotheken gemischt und zusammengestellt, die auch verschreibungspflichtige Medikamente verkaufen.

Manche Quellen führen an, dass bis zu neunzig Prozent aller Hebammen mit Kräutern arbeiten, und dass bis zu zweiundfünfzig Prozent aller Frauen in Kanada in der Schwangerschaft

Heilkräuter und Heilpflanzen verwenden. In den Vereinigten Staaten ist es schwer, an genaue Nutzerzahlen zu kommen. In manchen Quellen ist von zehn Prozent die Rede, andere setzen viel höhere Zahlen an. Diese Unterschiede gründen zum Teil in der Angst der Patienten davor, ihrem Arzt zu sagen, dass sie Kräuter oder andere alternative Heilmittel verwenden. Viele Ärzte wissen wenig über Kräuter, was aber nicht bedeutet, dass sie nicht daran interessiert sind, die Entscheidung ihrer Patienten zu unterstützen oder dazuzulernen.

Es ist ganz entscheidend, den Arzt oder die Hebamme wissen zu lassen, was man sich für die eigene Behandlung wünscht.

Für Familien besteht einer der größten Vorteile der Kräuter- und Pflanzenmedizin darin, dass sie ohne Weiteres allen zur Verfügung steht, die sie benutzen wollen. Kräuter und pflanzliche Produkte sind in fast jedem Geschäft zu finden – im Naturkostladen, im Supermarkt, im Drogeriemarkt und oft sogar in rund um die Uhr geöffneten Tankstellen. Diese Verfügbarkeit ist eine schöne Sache, kann aber auch ein Nachteil sein, wenn man nichts über Qualität und Inhalt der Waren weiß, die man kauft. Der Vorteil dieses Buchs besteht gerade darin, dass Ihnen ermöglicht wird, eigene Rezepturen herzustellen. Das ist eigentlich ganz leicht, sobald man einmal eine verlässliche Quelle für frische und getrocknete Zutaten aufgetan hat.

Die Kräuter- und Pflanzenmedizin folgt einem natürlichen Ansatz. In den letzten fünftausend Jahren haben die Menschen unterschiedliche Methoden genutzt, um gesundheitliche Probleme zu behandeln, und viele davon basierten auf pflanzlichen Präparaten. Klugheit und Sachverstand früherer Kräuterkundiger haben uns dahin gebracht, wo wir heute sind, sowohl bei der Kräuter- und Pflanzenkunde als auch bei der traditionellen Medizin. Diese Pioniere haben uns dabei geholfen, zu erkennen, dass wir alle Teil der Natur und nicht von ihr getrennt sind. Wir können das, was wir brauchen, in der Natur finden.

Mithilfe einfacher Experimente haben diese Menschen begonnen, Informationen und Mittel zu sammeln, zu klassifizieren und zu dokumentieren. Das alles haben sie an die nächste Generation weitergereicht. Dank ihrer Anstrengungen haben wir gelernt, welche Pflanzen beispielsweise für den Verzehr in der Schwangerschaft geeignet sind oder welche hustenstillend wirken.

In der Vergangenheit war die Kräuter- und Pflanzenkunde meist nicht das, was wir uns darunter vorstellen. Vielmehr handelte es sich um das praxisbezogene Herstellen von Heilmitteln. Das Ganze beruhte auf Heilmethoden, die nicht durch den Gesetzgeber reguliert waren. Die Entwicklung der Kräuterkunde ist eng verzahnt mit der Geschichte der modernen Medizin und der Geburtshilfe (siehe den folgenden Exkurs »Kräuter- und Pflanzenkunde im Lauf der Zeit«). Viele der frühen Kräuterkundigen waren Frauen, Mütter, Hebammen. Bis vor rund einhundert Jahren stellte die Hausfrau die Medizin für die Familie meist selbst her, eine Tradition, die wieder im Kommen ist, da Eltern die Gesundheit der Familie verstärkt selbst in die Hand nehmen. Zum Teil steckt auch die Technologie, die das Informationszeitalter bestimmt, hinter diesem Trend. So gibt es Blogs von Müttern, die das alte Wissen in ihr modernes Leben integrieren.

Kräuter- und Pflanzenkunde im Lauf der Zeit

Kräutermedizin war Volksmedizin, sie gedieh, wo immer sich Menschen ansiedelten. Die Anwendung von Kräutern und Pflanzen zu medizinischen Zwecken wurde bereits vor Tausenden von Jahren in alten Kulturen dokumentiert, in Afrika,

China, Griechenland, Indien sowie bei den Indianern, Römern und Tibetern. Schließlich führte die Suche nach Kräutern und Pflanzen europäische Forscher nach Indien und auf dem Weg dorthin eben auch nach Nordamerika.

In der Shanidar-Höhle im Irak wurden Proben von Pollen und menschliche Überreste gefunden, die darauf hindeuten, dass Neandertaler, die zwischen 80 000 und 60 000 vor unserer Zeit lebten, mit Kräutern und Pflanzen behandelt wurden. Zu den damals genutzten Heilmitteln gehörten Kornblume, Traubenhyazinthe, Malve, Schafgarbe und andere Pflanzen.

Diese Pflanzen wurde auch in der Jungsteinzeit (8000–5000 vor unserer Zeitrechnung) verwendet, als Frauen Sammler waren und Männer Jäger. Wenn die Frauen sich Tag für Tag auf der Suche nach Essen hinauswagten, dann achteten sie darauf, was in der Umgebung verfügbar und was nützlich war. Dadurch wurden die Frauen zu Kräuterkundigen, die immer Ausschau danach hielten, was wo wuchs und was wann reif und nährstoffreich war.

Die Frauen wurden zu Kräuterkundigen, die immer Ausschau danach hielten, was wo wuchs und was wann reif und nährstoffreich war.

Das älteste erhaltene medizinische Dokument der Welt, der *Papyrus Ebers*, datiert aus der Epoche um 2000 vor unserer Zeit. Auf ihm werden medizinische Verschreibungen aufgelistet, die sogar die heutige, moderne Medizin stark beeinflusst haben. In den Bibliotheken des Achämeniden-Reiches (550–330 vor unserer Zeit), das auch als altpersisches Reich bezeichnet wird, gibt es Texte mit Listen von Pflanzen, Kräutern und anderen Substanzen, die für medizinische Zwecke genutzt wurden.

Aus den Aufzeichnungen zur europäischen Geschichte wissen wir, dass die Verwendung von Kräutern und Pflanzen zu medizinischen Zwecken bereits für die Zeit der römischen Eroberungen dokumentiert ist. Doch es gibt auch anthropologische Beweise dafür, dass Kräuter bereits von den alten

Kelten benutzt wurden. Man nimmt an, dass sich in Soutra Aisle, im Süden Schottlands, im Mittelalter das größte Hospital in der Umgebung befand. Es entstand 1164, und man hat dort Beweise für den Gebrauch von Schierling, Schlafmohn und anderen verbreiteten Pflanzen gefunden. Ein bedeutender Text aus Wales, *Das rote Buch von Hergest* (um 1425), beschreibt mehr als fünfhundert Anwendungen für über zweihundert Kräuter und Pflanzen. Sie wurden zu solch wichtigen Heilmitteln, dass König Heinrich VIII. 1542 eine Urkunde unterzeichnete, die den Kräuterkundigen das Recht zusicherte, ihren Beruf auszuüben.

Auf den Schlachtfeldern des Ersten Weltkriegs wurden Kräuter als Antiseptikum benutzt, um Verbrennungen zu behandeln und Infektionen zu verhindern. 1941 appellierte die britische Regierung an alle Zivilisten, Kräuter zu sammeln, sie anzupflanzen und zu klassifizieren, die für medizinische Zwecke geeignet waren. Heutzutage praktizieren die britischen Kräuterkundigen unter dem Schutz des Arzneimittelgesetzes von 1968.

Auf dem amerikanischen Kontinent nutzten die Ureinwohner medizinische Kräuter bereits eintausend Jahre vor dem Auftauchen der Europäer. Sie besaßen ein umfangreiches botanisches und medizinisches Wissen, eine Tatsache, die viele europäische Forscher überraschte. Als die Europäer nach Hause zurückkehrten, brachten sie viele einheimische Pflanzen und Heilmittel mit. Sie fanden Eingang in die europäische Fachliteratur und Praxis.

Auch heutzutage verfügen viele primitive Stämme über ein fundiertes Wissen über Medizinpflanzen und ihre Anwendung. Ihre »Datenbanken« umfassen Hunderte von Pflanzen. Heutige Kräuterkundige haben Zugang zu sehr vielen Aufzeichnungen von Stammesältesten. Die Welt verfügt über

eine riesige *Materia medica,* welche die Grundlage für die meisten modernen Arzneimittel ist.
Im Lauf der Geschichte hat so ziemlich jede Kultur die Kunst des Heilens mit einem spirituellen Aspekt angereichert. Das reicht vom einfachen Gebet bis hin zu schamanistischen Ritualen. Heiler haben bei ihrer Arbeit schon immer um spirituellen Beistand gebeten, und auch heute noch tun das viele von ihnen.

Der sichere Gebrauch von Kräutern

Da es die Kräuter- und Pflanzenmedizin bereits so lange gibt, hatten wir genug Zeit, herauszufinden, welche Pflanzen und Mittel erprobt und bewährt sind, was wann angewendet wird und was gemieden werden sollte. Wie andere Kräuterkundige profitiere ich von diesen Traditionen, wenn ich Rezepturen erstelle. Bei der Behandlung werdender Mütter kann ich zuversichtlich davon ausgehen, dass Kräuter »eine sichere Sache sind«. Doch wie bei allen medizinischen Ansätzen gibt es auch hierfür Richtlinien, die befolgt werden müssen, Vorsichtsmaßnahmen, die einzuhalten sind, und ein Wissen, dass erworben werden sollte, bevor man mit einer Behandlung beginnt.

Jedes Kapitel im Laufe von Schwangerschaft, Geburt und der Zeit danach verdient es, extra betrachtet und behandelt zu werden.

Beim Thema Sicherheit geht es um so viel mehr als nur darum, ob die Kräuter und Pflanzen an sich harmlos sind. Jeder Abschnitt – Schwangerschaft, Eröffnungsphase und Austreibungsphase der Geburt sowie Wochenbett und Stillzeit – sollte für sich betrachtet werden.
Dementsprechend werden die Rezepte in diesem Buch in drei Kapiteln vorgestellt, welche die einzelnen Phasen abdecken.

Man hat immer die Möglichkeit, sich Hilfe bei einem professionellen Kräuterkundigen zu holen, wenn man schwanger ist. Wie auch immer Sie sich entscheiden: Falls Sie die Verwendung von Heilkräutern und Heilpflanzen in Betracht ziehen, rate ich Ihnen dringend, sich kundig zu machen. Tun Sie das, falls möglich, bereits vor der Schwangerschaft. Denn wenn wir Entscheidungen zu unserer Gesundheit treffen müssen, sind wir meist bereits in Sorge. Dann ist es umso schwieriger, neue Informationen einzuholen, die unser Handeln bestimmen können.

Ich rate Ihnen zweierlei. Machen Sie sich zuerst einmal mit dem Thema Schwangerschaft vertraut. Informieren Sie sich über Ernährung und mögliche Probleme in der Schwangerschaft. Bringen Sie in Erfahrung, was der Körper durchmacht oder durchmachen kann. Wenn Sie sich später mit Kräutern und Pflanzen befassen, werden Sie wissen, welche Sie benötigen, um das jeweilige Problem zu behandeln. Und in einem zweiten Schritt lernen Sie Kräuter und Pflanzen kennen.

Besuchen Sie Kurse. Sie sollten Websites durchforsten und Bücher lesen, lesen, lesen …

Anwendungen mit Kräutern und Pflanzen

Manche Rezepturen sind zur Einnahme bestimmt. Dazu gehören Abkochungen, Aufgüsse, Extrakte, Tinkturen, Sirupe und Lutschpastillen. Und wie bei der Aromatherapie gibt es andere Rezepturen für den äußerlichen Gebrauch. Dazu zählen Kompressen, Umschläge und Pflaster, Einreibemittel und Salben. Im Anschluss finden Sie eine kurze Beschreibung zu jedem dieser Mittel. Informationen zur Herstellung finden Sie in Kapitel 5, »Grundrezepte aus Aromatherapie, Kräuter- und Pflanzenheilkunde«, Seite 119ff.

Abkochungen (Dekokte)

Unter Abkochung versteht man das Konzentrat, das man erhält, wenn man ein Pflanze erhitzt oder abkocht, insbesondere die zäheren Teile der Pflanze, also Rinde, Nüsse, Wurzeln oder eine Mischung von alldem.

Aufgüsse und Tees

Ein Aufguss ist ein Mittel, für das man Pflanzenteile oder getrocknete Kräuter in Flüssigkeit ziehen lässt. Kräutertee ist der bekannteste und beliebteste Kräuteraufguss, für den man nur Kräuter und kochendes Wasser braucht. Kräuter können auch mit Öl aufgegossen werden.

Extrakte und Tinkturen

Tinkturen und Extrakte werden gewonnen, indem man die aktiven Substanzen der Kräuter in unvergällten Alkohol einlegt und so extrahiert. Unter Tinktur versteht man üblicherweise einen verdünnten Extrakt. Leider werden die Begriffe »Extrakt« und »Tinktur« heutzutage oft verwechselt und falsch gebraucht. Beides kann man kaufen oder zu Hause herstellen. Wenn Sie etwas davon kaufen, studieren Sie das Etikett sorgfältig, um sicherzugehen, dass Sie auch wirklich das bekommen, was Sie haben wollen.

Lutschpastillen

Lutschpastillen sind leicht herzustellende Kräuterpräparate, die ideal für unterwegs sind. Sie werden hauptsächlich zur Verdauungsförderung eingenommen, gegen Halsschmerzen, bei Hustenreiz und für einen frischen Atem. Pastillen sind die idealen Begleiter im Kreißsaal, um damit anstelle von zuckrigen Bonbons den Mund zu befeuchten.

Sirup

Sirup wird immer aus Kräutern hergestellt, ob man ihn nun kauft oder selbst herstellt, zum Beispiel Hustensaft oder Hustensirup. In der Schwangerschaft kann ein solcher Sirup zusätzliche Nährstoffe liefern.

Kompressen, Umschläge und Pflaster

Kompressen werden äußerlich angewendet und dienen häufig dazu, Schmerzen und Schwellungen zu lindern. Sie werden hergestellt, indem man ein Tuch in einem kalten oder warmen Aufguss einweicht und dann auf die betroffene Stelle legt. Ein Umschlag oder Wickel ist einer Kompresse ähnlich, wird aber mit frischen Kräutern verwendet statt mit einem Aufguss. Ein Pflaster wiederum ist dem Umschlag ähnlich, doch werden hierfür üblicherweise getrocknete Kräuter verwendet.

Einreibemittel

Einreibemittel, auch Franzbranntwein genannt, sind Kräuterextrakte in Flüssigkeit, und zwar Alkohol, Öl oder Essig, die in die Haut eingerieben werden, um Arthritis, Entzündungen, Muskelkater oder Zerrungen zu behandeln.

Salben

Salben und Cremes sind Hautpflegemittel, die Schutz und medizinische Behandlung in einem bieten. Bei einer Salbe handelt es sich um eine Mischung aus einem Kräuteraufguss in Öl mit einem festen Wachs, zum Beispiel Bienenwachs, Candelillawachs oder Kokosnussöl. Als ich schwanger war, habe ich Salben für den ganzen Körper verwendet. Sie helfen bei trockener Haut, beugen Schwangerschaftsstreifen vor und halten die Haut weich und geschmeidig. Und auch noch bei meinen erwachsenen Kindern sind Salben die medizinischen Helfer erster Wahl in meiner Hausapotheke. Die meisten Wehwehchen und Beschwerden in der Familie, ob Prellungen, Schnitte, Kratzer oder Zerrungen, werden mit Salben behandelt.

Wenn Sie Kräutersalben kaufen, wählen Sie bitte die passenden Kräuter. Achten Sie aber auch darauf, dass Ihnen die anderen Zutaten etwas sagen und Sie die Bezeichnungen verstehen.

Die Qualität von Kräutern und Pflanzen erkennen

Wie beurteilt man die Qualität von Kräutern und Pflanzen? Aussagekräftig wäre es, ein Kraut oder eine Pflanze in einem Rezept anzuwenden und dadurch ihre Kraft und ihre Wirksamkeit zu ermitteln. Dieses Vorgehen hilft auch bei der Entscheidung, ob man in Zukunft bei einem bestimmten Anbieter kaufen soll oder nicht. Ob Sie nun selbst zum Erzeuger werden, in einem Naturkostladen kaufen, in der freien Natur sammeln oder von einem Großhändler beziehen, beachten Sie immer Folgendes, wenn Sie darüber urteilen, ob ein Kraut oder eine Pflanze wirksam sein wird:

- Bei frischen Pflanzen sollten auch Farbe, Aroma und Geschmack frisch sein. Blätter und Wurzeln sollten gesund und saftig aussehen.
- Getrocknete Kräuter sollten möglichst ganz sein. Blüten sollten noch nach Blüten aussehen, Blätter noch nach Blättern.
- Getrocknete Kräuter und Pflanzen sollten nicht zum Großteil aus Stielen und Krümeln bestehen. Je zerkleinerter eine Pflanze, desto kürzer ist ihre Haltbarkeit. Fahren Sie mit dem Finger durch die getrockneten Pflanzen, und achten Sie auf Farbe und Textur.
- Getrocknete Kräuter sollten frisch und würzig schmecken, nicht alt und modrig.

Der Kauf von Kräutern

Kaufen Sie immer biologisch angebaute Kräuter und Pflanzen. Die meisten großen Anbieter spritzen ihre Pflanzen, denn Schädlinge können die ganze Ernte vernichten. Viele Firmen sind dazu übergegangen, ihre Ware zu bestrahlen, um Schädlinge abzutöten. Kauft man bei einem Vertrieb, der seine Ware aus Übersee bezieht, ist die Wahrscheinlichkeit groß, dass man bestrahlte Produkte erhält.

Unbehandelte Kräuter und Pflanzen zu verwenden, ist genauso wichtig wie unbehandelte Lebensmittel – doch nicht nur für unsere eigene Gesundheit. Wenn wir uns für ökologische Produkte entscheiden, unterstützen wir nachhaltige Landwirtschaft und Artenvielfalt, helfen, die Umweltverschmutzung zu verringern, schützen Erde und Grundwasser und machen die Arbeit für Landwirte und Erntearbeiter sicherer. Bedenken Sie, wie viel besser Sie sich körperlich und auch emotional fühlen werden, wenn Sie Ihren Körper und Ihre Familie mit einwandfreien, nachhaltig produzierten Kräutern und Lebensmitteln ernähren. Wenn wir eine Entscheidung treffen, die dem Schutz der Umwelt dient, entscheiden wir uns auch für den Schutz unseres Körpers.

Wenn wir eine Entscheidung treffen, die dem Schutz der Umwelt dient, entscheiden wir uns auch für den Schutz unseres Körpers.

Mit dem Kauf regionaler Erzeugnisse unterstützen Sie Ihre Nachbarn und kleinere landwirtschaftliche Betriebe. Kaufen Sie biologisch angebaute Kräuter und Pflanzen zum Beispiel auf dem Bauern- oder Wochenmarkt. Das ist auch der richtige Ort, um Setzlinge für Ihren Garten zu kaufen, oder gleich Gemüse, Obst und Kräuter. Lernen Sie die Menschen kennen, die all das anbauen. Wenn ich beim Bauern am Ende der Straße Knoblauch oder Sonnenhutpflanzen kaufe, weiß ich, dass ich frischen und kräftigen Knoblauch bekomme und starken Sonnenhut, die in meinen Heilmitteln schon ihre Wirkung haben werden.

Sollten Sie keine regionalen Anbieter finden, halten Sie in Naturkostläden oder in Fachgeschäften Ausschau nach

Bio-Kräutern und Kräutermischungen. Stellen Sie Nachforschungen zur Herkunft an.

Eigenanbau von Kräutern und Pflanzen

In Gartenbüchern werden oft ausgeklügelte Kräutergärten vorgestellt, die kompliziert aussehen und einschüchternd wirken. Dabei sind Kräuter sehr leicht anzubauen. Und man kann das überall tun, man braucht nur gute Erde, Sonne und Wasser (und vielleicht gelegentlich noch etwas Kompost). Man kann Kräuter in einem Topf im Hof anpflanzen, in einer Ecke des Gartens oder in Töpfen auf der Veranda, der Terrasse oder vor dem Küchenfenster.

Grundlegendes Wissen über den Anbau von Kräutern findet man in jedem Gartenbuch. Sie können aber auch einen örtlichen Gärtner oder einen Kräuteranbieter auf dem Wochenmarkt fragen, was in Ihrer Gegend gut gedeiht. Viele geben Ihnen sicher Tipps, wie man am besten vorgeht und welche Varietäten für die Gegend am besten passen. Das sollten Sie bei jedem Umzug tun. Als ich zum Beispiel nach North Carolina gezogen bin, hatte ich dort zum ersten Mal einen Garten, in dem die Erde einen hohen Tongehalt hatte. Es war eine große Hilfe, Nachbarn zu haben, die ebenfalls gärtnerten und gute Kontakte zu den Bauern auf dem Wochenmarkt hatten. Denn das Wissen, dass ich mir beim Gärtnern in den Staaten New York und Vermont und in der Schweiz angeeignet hatte, half mir unter diesen Bedingungen überhaupt nicht weiter.

Wenn Sie einen Kräutergarten anlegen, säen Sie so viel wie möglich selbst an. Das spart erstens Geld, und zweitens lernen Sie dann mehr übers Gärtnern und die Anbaubedingungen in

Ihrer Gegend. Halten Sie sich nicht zu sehr mit pfeilgeraden Pflanzenreihen und dem Unkrautjäten auf. Gartenarbeit soll Spaß machen und entspannen. Vertrauen Sie einfach auf die Natur, und beobachten Sie in aller Ruhe die Entwicklung vom Samen bis zur Ernte.

Kräuter sammeln

Kräuter sammeln heißt, dass man Wildpflanzen sammelt – auf Feldern, Wiesen, in den Bergen, am Wegrand, auf Weiden und überall dort, wo man legal Kräuter pflücken darf. Befinden Sie sich nicht auf öffentlichem Grund und Boden, fragen Sie den Eigentümer um Erlaubnis. Viele Menschen übergehen diesen Schritt und fragen nicht – so macht man sich schnell Feinde. Meiner Erfahrung nach sind die meisten Menschen hocherfreut, wenn jemand auf ihren Weiden, ihren Feldern und in ihren Wäldern Wildpflanzen pflücken will, solange man sich ihnen gegenüber höflich und respektvoll verhält. Und man weiß ja nie: Vielleicht finden Sie so neue Freunde.

WILDKRÄUTER BESTIMMEN

Ein guter Ratgeber ist das wichtigste Hilfsmittel, wenn Sie vorhaben, Kräuter in der freien Natur zu sammeln.
Ich empfehle folgende Titel:

- Eva Aschenbrenner: *Die Kräuterapotheke Gottes,* KOSMOS Verlag
- Elfie Courtenay: *Heilkräuter,* Mankau Verlag
- Sigrid Hirsch, Felix Grünberger: *Die Kräuter in meinem Garten,* freya Verlag
- Maria Treben: *Gesundheit aus der Apotheke Gottes,* Ennsthaler Verlag

WILDKRÄUTER BESTIMMEN

Neben einem fundierten Bestimmungsbuch bieten sich noch andere Vorgehensweisen an, die beim Bestimmen von Pflanzen hilfreich sind.

Hier einige Tipps:

- Nehmen Sie immer einen Fotoapparat mit, und machen Sie Bilder von Pflanzen, die Sie nicht kennen, damit Sie sie später recherchieren können.
- Engagieren Sie einen Ortskundigen für eine geführte Wanderung. Erkundigen Sie sich bei botanischen Gesellschaften, Gartenvereinen, Pfadfindern, ökologischen Verbänden, Naturschutzverbänden, Naturkostläden und Kliniken für alternative Heilmethoden. Dort wird man Ihnen sicher jemanden empfehlen. In manchen Gemeinden gibt es sogar so etwas wie Kräuterfeste und Kräuterspaziergänge. Oft gibt es Faltblätter zu diesem Thema.
- Pflanzen Sie selbst Kräuter an, und versehen Sie sie mit Namensschildern. Dann können Sie sie in freier Natur wiedererkennen.

Ich bin überzeugt, dass das Kräutersammeln auch eine spirituelle Komponente hat. Die Indianer Amerikas und auch andere Menschen, die einer Naturreligion anhängen, fragen vor dem Sammeln um Erlaubnis und geben der Erde im Austausch immer etwas zurück. Bei den Ureinwohnern waren das in der Regel Tabak, Maismehl oder ein anderer wertvoller Rohstoff, der dargebracht wurde. Da wir alle Einwohner dieses Planeten sind, sollten wir auch alle etwas zurückgeben. Denken Sie darüber nach, was Sie im Austausch für das, was Sie nehmen, geben können. Etwas zu pflanzen oder zu säen ist eine geeignete Geste, genau wie eine Spende für ein Schutzprojekt.

Ob Sie meine Überzeugungen nun teilen oder nicht, so sollten Sie beim Kräutersammeln doch bestimmte Regeln beachten, und zwar nicht nur, wie man Kräuter pflückt, sondern auch zum Schutz der Natur. Ich gehe wie folgt vor:

Erkunden Sie die Umgebung

Pflücken Sie nie Kräuter an kontaminierten Standorten. Dazu gehören die Bereiche entlang von Autobahnen, die Umgebung von Fabriken oder anderen Anlagen, welche die Erde verseucht haben könnten. Sammeln Sie auch keine Kräuter, die an Orten wachsen, wo abgestorbene Pflanzen, Müll, Ölflecken oder Abwässer zu sehen sind. Pflanzen speichern schließlich Wasser, Luft und Energie der Umgebung. Wenn also die Umgebung verseucht ist, dann sind es die Kräuter vermutlich auch.

Ernten Sie nie mehr, als Sie verwenden können, und pflücken Sie nicht alle Pflanzen. Ich rate meinen Schülern immer, nie mehr als zehn Prozent der gesuchten Pflanzen an einer Stelle zu pflücken (je nach Größe der Stelle kann der prozentuale Anteil variieren). Vielleicht möchten ja noch andere Leute an dieser Stelle etwas ernten. Und bedenken Sie, dass Tiere und Insekten auf Pflanzen als Nahrung und zur Bestäubung angewiesen sind.

Geschützte Pflanzen

Finden Sie heraus, welche Pflanzen in Ihrer Gegend geschützt sind, und verwenden Sie ein gutes Bestimmungsbuch, um sie zu erkennen. Nur weil es aussieht, als gäbe es eine Pflanze im Übermaß, heißt das noch nicht, dass man sie pflücken darf. Und eine Pflanze, die an einer Stelle nicht geschützt ist, kann an einer anderen sehr wohl unter Naturschutz stehen. Sie sollten also herausfinden, welche Pflanzen vor Ort jeweils davon betroffen sind. Im Zweifelsfall lassen Sie lieber die Finger davon. Informationen über geschützte Pflanzen finden sich auf Internetseiten zu Flora und Fauna. Der Gesetzgeber veröffentlicht sogenannte Rote Listen zu geschützten und gefährdeten Arten.

Kräuter ernten

Die Erntezeit richtet sich am ehesten nach dem Entwicklungsstand einer Pflanze und nicht so sehr nach einem festen Datum oder Monat. Die meisten Kräuter erntet man, sobald die Blütenknospen zu sehen sind. In diesem Stadium haben die Blätter der Kräuter den höchsten Gehalt an ätherischen Ölen und verleihen dem fertigen Produkt den intensivsten Duft und Geschmack.

Kräuter sollten bei trockener Witterung geerntet werden. Sollte es die ganze Zeit über feucht gewesen sein, lassen Sie die Pflanzen vor dem Verarbeiten auf einem Handtuch an der Luft trocknen. Wenden Sie sie dabei regelmäßig.

Wenn Sie frische Kräuter verwenden wollen, pflücken Sie einfach immer bei Bedarf hier und da ein paar Blätter oder Zweiglein. Wenn Sie eine große Menge auf einmal ernten, um die Kräuter anschließend zu trocknen, lassen Sie einen Teil der Pflanze stehen, damit sie weiterwachsen kann. Ein vorsichtiger Schnitt sichert das weitere Wachstum.

Die Ernte verschiedener Pflanzenarten

Pflanzen werden zu unterschiedlichen Zeiten und mit unterschiedlichen Methoden geerntet. Im Folgenden einige Richtlinien für die Ernte verschiedener Pflanzenarten in Abhängigkeit von ihrem jährlichen Wachstum:

Einjährige Pflanzen

Einjährige Pflanzen wie zum Beispiel Basilikum vollenden ihr Wachstum in einer Jahreszeit. Knipsen Sie in der Wachstumsphase immer bei Bedarf einige Blätter ab. Verwenden Sie ein scharfes Messer, eine Schere oder eine Astschere, und schneiden Sie das Blatt oder die Blätter so ab, dass noch etwa zehn bis fünfzehn Zentimeter des Stängels übrig bleiben, damit die Pflanze nachwachsen kann. (Nehmen Sie keine Blätter von Pflanzen, die Sie zur Saaterzeugung heranziehen. Erlauben Sie den Pflanzen, bis zur vollen Reife zu gelangen,

bevor Sie die Samen und die Blätter ernten.) Im Herbst kann man einjährige Pflanzen ganz zurückschneiden, wenn man sie nicht gleich ausreißt und komplett aus dem Garten entfernt, da sie nicht nachwachsen oder wieder austreiben – es sei denn, man sät sie wieder aus.
Wenn Sie einjährige Pflanzen abernten, entfernen Sie bei den meisten dieser Pflanzen nicht mehr als sechzig Prozent der Blätter bei einer Ernte. Handelt es sich um kurzlebige einjährige Pflanzen wie Dill oder Koriander, schneiden Sie alle Halme auf einmal ab, und pflanzen Sie neue für eine weitere Ernte.

Zweijährige Pflanzen

Zweijährige Pflanzen wie Anis und Petersilie benötigen zwei Wachstumsperioden, um Samen auszubilden. Wenn es sich um biologisch erzeugte Pflanzen und nicht um genetisch modifizierte handelt, können sie sich auch selbst verbreiten. Betrachten Sie sie einfach als kurzlebige mehrjährige Pflanzen. Die Blätter können bereits im ersten Jahr geerntet werden, doch halte ich es für besser, damit bis zum zweiten Jahr zu warten. Gegen Ende der Wachstumsperiode schneiden Sie zweijährige Pflanzen etwa um die Hälfte zurück. Wenn Sie zweijährige Pflanzen abernten wollen, pflücken Sie im ersten Jahr Blätter nach Bedarf, doch warten Sie, bis im zweiten Jahr die Samen erscheinen, bevor Sie mehr Vorräte anlegen.

Mehrjährige Pflanzen

Mehrjährige Pflanzen wie Lavendel sterben von selbst ab und treiben im nächsten Jahr wieder aus. Die meisten mehrjährigen Kräuter sind in unseren Breitengraden in der ersten Julihälfte oder kurz davor erntereif. Häufig können sie dann im September noch einmal abgeerntet werden. Dabei sollte nur etwa ein Drittel bei einem Mal abgeerntet werden – in manchen Fällen nur die beblätterten Spitzen abzwicken.

Gegen Ende der Wachstumsperiode werden sie immer um die Hälfte gestutzt. Bei der letzten Ernte des Jahres sollten Sie bei mehrjährigen Pflanzen etwa die Hälfte der Blätter an der Pflanze belassen.

Verschiedene Teile einer Pflanze ernten

In der Kräuterkunde werden alle Teile der Pflanze verwendet, also Blüten, Blätter und Wurzeln. Nicht alle Teile der Pflanze werden jedoch zur gleichen Zeit und auf die gleiche Art geerntet. Für die Ernte bestimmter Teile der Pflanze halten Sie sich an folgende Richtlinien:

Rinde

Rinde erntet man sowohl im Frühjahr als auch im Herbst, denn dann fließen die Pflanzensäfte. Im Frühjahr fließt der Saft von den Wurzeln hin zu den Teilen der Pflanze, die über der Erde sind. Im Herbst ist es andersherum.
Die Rinde sollte sich leicht vom Stamm lösen lassen. Schneiden Sie nie die Rinde in einem gleichmäßigen Ring vom Stamm: Das ist tödlich für den Baum. Am besten nehmen Sie die Rinde von Bäumen, die bereits gefällt wurden. Schälen Sie die Rinde von Ästen, Zweigen und abblätternden Stellen. Sie können auch die Rinde von Ästen nehmen, die beim Zurückschneiden anfallen. Verwenden Sie jedoch nicht die Rinde von verfaulenden oder toten Ästen.

Blüten

Blüten enthalten normalerweise die beste Medizin, welche die Pflanze zu bieten hat. Also ernten Sie die Blüten, sobald sie sich voll geöffnet haben. Verwenden Sie keine zerdrückten, abgebrochenen oder kranken Blüten.

Blätter

Blätter sollten geerntet werden, wenn sie am schönsten sind. Am besten pflückt man sie bei klarer, trockener Witterung, und zwar morgens, wenn der Tau abgetrocknet ist und die

Sonne noch nicht zu hoch steht. Dann haben Blätter den höchsten Gehalt an ätherischen Ölen. Pflücken Sie keine Blätter, die verdorben, entfärbt oder krank sind. Wenn Sie eine blühende Pflanze abernten, pflücken Sie die Blätter direkt vor dem Öffnen der Knospen oder sobald die volle Blüte vorüber ist. (Während der Blüte steckt die Pflanze die meiste Energie in die Ausbildung schöner Blüten.)

Wurzeln

Wurzeln sollten im Herbst gesammelt werden, sobald die Pflanze Winterruhe hält. Während der Wachstumsperiode lassen die Wurzeln Nährstoffe zirkulieren, um das Blattwerk der Pflanze mit Energie zu versorgen. Die Wurzeln enthalten den Lebenssaft der Pflanze und sollten in einer Weise gesammelt werden, die dem Rechnung trägt. Wenn Sie nach Wurzeln graben, versuchen Sie, der Pflanze einen Teil davon zu lassen, damit Sie weiterwachsen und sich vermehren kann. Um an die Wurzeln zu kommen, brauchen Sie eine kräftige Schaufel oder Pflanzkelle und ein Behältnis, in das Sie die Wurzeln legen können. Ich nehme gern eine Tüte aus leichtem Segeltuch, denn die Stoffstruktur entfernt einen Großteil des Drecks, der an den Wurzeln klebt. Eine Schachtel oder eine Papiertüte sind genauso gut geeignet. Während die Wurzeln noch in der Tüte sind, entfernen Sie so viel Dreck wie möglich und schütteln Sie dann die Tüte aus. Sie können aber auch ein Paar Arbeitshandschuhe aus Segeltuch nehmen und die Wurzeln mit der Hand abreiben. Zu Hause benutzen Sie dann eine Gemüsebürste, um unter fließendem Wasser so viel Schmutz wie möglich abzuwaschen. Arbeiten Sie so zügig wie möglich, damit die Wurzeln kein Wasser aufnehmen und weich werden. Lassen Sie die Wurzeln anschließend gut trocknen. Eine frische, feuchte Wurzel zu verwenden, würde die fertigen Heilmittel verderben lassen, vor allem, wenn sie auf Öl basieren. Viele Wurzeln kommen fast schon sauber aus dem Boden, andere tragen dicke Erdklumpen, je nach Pflanze, dem Wassergehalt des Bodens und der Beschaffenheit der Wurzel.

Samen

Die Samen sollten im Moment der größten Reife geerntet werden. Das ist nicht immer leicht, denn sie neigen dazu, abzufallen oder sich von einem Lufthauch davontragen zu lassen, wenn sie reif sind. Um an die Samen zu kommen, schneiden Sie die Fruchtstände von den Pflanzen, sobald sie anfangen, braun zu werden. Trocknen Sie die Samen auf einem Sieb oder Tablett aus ganz feinem Maschendraht. Lagern Sie sie in einem Glas oder einer Blechbüchse, die Sie abdecken, und zwar an einem kühlen, dunklen und trockenen Ort. Damit sie beim Aussäen im Frühjahr austreiben, müssen manche Samen vorher einmal gefroren sein. Finden Sie heraus, ob das auch auf die Samen zutrifft, die Sie sammeln. Natürlich ist das nur von Bedeutung, wenn Sie vorhaben, die Samen auch auszusäen.

Kräuter konservieren

Wenn man Kräuter haltbar macht, kann man das ganze Jahr darauf zurückgreifen. Will man Kräuter länger als ein paar Tage aufbewahren, kann man sie entweder trocknen oder einfrieren. Lufttrocknen ist die traditionelle Methode, das Trocknen im Backofen und das Einfrieren gehen schneller, und das Trocknen in der Mikrowelle bietet sich bei kleinen Mengen an. Entfernen Sie unbedingt alle schadhaften, welken und kranken Blätter, bevor Sie eine der folgenden Methoden ausprobieren.

Trocknen

Für medizinische Zwecke sind getrocknete Kräuter in der Regel besser geeignet als frische, denn sie enthalten eine höhere Konzentration der aktiven Bestandteile. Getrocknete Kräuter sind einfach aufzubewahren und halten sich sehr gut, sodass Sie immer welche zur Verfügung haben.

Es gibt viele Arten, um Kräuter zu trocknen, angefangen von aufwendigen Siebböden in Gewächshäusern bis hin zum Gebrauch des Backofens in der eigenen Küche. Wichtig ist dabei nur eines: Wie auch immer Sie Ihre Kräuter trocknen – ob Sie sie an den Balken in der Scheune aufhängen oder sie in der Mikrowelle bestrahlen: Es geht darum, sie zu trocknen, nicht extrem zu erhitzen oder gar zu kochen.

Die meisten Kräuter können getrocknet werden, doch es gibt Ausnahmen. Knoblauch und Brennnesseln sollten immer frisch oder tiefgefroren verwendet werden, denn die aktiven Stoffe gehen beim Trocknen verloren. Auch beim Sonnenhut sollten Sie, wenn möglich, frische Pflanzen statt getrocknete verwenden.

Wenn Sie ganze Zweige trocknen, streifen Sie Blüten, kleine Blätter und die ganz kleinen Stiele ab. Waschen Sie die Zweige oder Stängel unter kaltem Wasser, und tupfen Sie sie vorsichtig mit einem Geschirrtuch oder Küchentuch trocken. Binden Sie fünf bis acht Zweige mit einem Bindfaden oder einer Schnur zu einem Gebinde zusammen. Stecken Sie das Gebinde in eine braune Papiertüte, sodass die Stängel oben herausschauen, und binden Sie die Tüte um die Stängel fest. Hängen Sie die Tüte an einem dunklen, warmen Ort auf (22 °C bis 28 °C). In Abhängigkeit von der Temperatur und der Feuchtigkeit dauert das Trocknen zwei bis vier Wochen.

Lufttrocknen

Das Lufttrocknen ist eine erprobte Technik, um Kräuter zu konservieren. Kräuter mit Blättern werden zum Trocknen in

der Regel kopfüber aufgehängt. Fassen Sie bei großblättrigen Kräutern wie Salbei drei bis fünf Stängel zu einem kleinen Bündel zusammen, und bei Kräutern mit kleineren Blättern wie Thymian etwa sechs bis acht Stängel.
Fassen Sie die Stängel mit einem Küchengummi zusammen. Um Samen zu trocknen, hängen Sie die Fruchtstände mit Stielen nach oben in einer Papiertüte auf. Beim Trocknen fallen die Samen dann in die Tüte. Die meisten Kräuter trocknen in ein bis drei Tagen, je nach Luftfeuchtigkeit.

Dörren

Man kann einen Dörrautomat verwenden, um Kräuter zu trocknen. Ich empfehle die Dörrgeräte von Excalibur und den American Harvest von Nesco. Gute Dörrautomaten erhalten Sie auch in Geschäften, die Catering für die Rohkostfreunde liefern. Folgen Sie bei der Benutzung den Anweisungen der Hersteller.

Trocknen im Backofen

Man kann auch einen ganz normalen Gas- oder Elektrobackofen oder sogar einen Mikrowellenofen (siehe unten) verwenden, um Kräuter schnell zu trocknen. Hier muss man allerdings mit Bedacht vorgehen, denn wenn man Kräuter zu schnell und bei zu hohen Temperaturen trocknet, gehen Aroma, Öle und Farbe verloren.
Um Kräuter in einem Elektrobackofen zu trocknen, müssen Sie den Backofen auf knapp 40 °C vorheizen. In modernen Backöfen ist das vielleicht gar nicht möglich, wenn Sie keine Wärmeschublade oder eine Temperaturskala haben, die unter 50 °C beginnt. In einem Gasbackofen ist die Wärme der Zündflamme genau richtig, um Kräuter zu trocknen. Man muss den Backofen gar nicht einschalten. Viele moderne Gasbacköfen haben jedoch gar keine Zündflamme mehr, weshalb Ihnen diese Möglichkeit vielleicht nicht zur Verfügung steht.

Legen Sie die Blätter und Stängel auf ein Backblech oder in eine flache Pfanne, und trocknen Sie sie bei geöffneter Tür etwa drei bis vier Stunden lang.
Wurzeln brauchen aufgrund ihrer Dicke länger, um zu trocknen. Zu den Wurzeln, die man erfolgreich trocknen kann, gehören Klette, Beinwell, Ingwer, Ginseng und Sassafras. Um Wurzeln zu trocknen, müssen sie zuerst mit einer Bürste sauber geputzt werden. Halbieren Sie größere Wurzeln der Länge nach; kleinere Wurzeln können ganz gelassen werden. Heizen Sie den Backofen auf 80 °C vor. Legen Sie die Wurzeln in eine flache Pfanne, und lassen Sie sie etwa drei bis vier Stunden im Backofen trocknen, wobei die Tür einen Spaltbreit offen stehen sollte.

Trocknen in der Mikrowelle

Manche Kräuter mit Blüten behalten, genau wie die Blütenblätter, ihre schöne Farbe, ihre Form und ihr Aroma sehr wohl, wenn man sie in der Mikrowelle trocknet. Andere dagegen scheinen zu kochen und knusprig, aber auch geschmacklos zu werden. Probieren Sie selbst aus, welche Kräuter sich so am besten trocknen lassen.
Verteilen Sie die sauberen Stängel oder Blätter gleichmäßig in einer mit Küchenpapier ausgelegten und für die Mikrowelle geeigneten Schüssel. Bedecken Sie die Kräuter mit einer weiteren Lage Küchenpapier. Erhitzen Sie die Kräuter in der Mikrowelle für ein bis drei Minuten, wobei Sie die Stängel und die Blätter alle dreißig Sekunden umdrehen oder rütteln sollten. Behalten Sie die Kräuter genau im Auge, und schalten Sie den Mikrowellenofen aus, falls es anfängt, zu rauchen oder zu kokeln. Falls das passiert, versuchen Sie es mit einer neuen Charge, und verkürzen Sie die Trockenzeit. Wenn Sie die richtige Zeitspanne herausgefunden haben, notieren Sie sie sich für die Zukunft.

Ich persönlich empfehle die Mikrowellenmethode nicht. Ich bin der Meinung, dass die Mikrowellen die Energie der Kräuter durcheinanderbringen, doch das ist meine persönliche Überzeugung. Als Kräuterfrau ist es meine Aufgabe, verschiedene Lösungen aufzuzeigen, und manche Menschen werden das Trocknen in der Mikrowelle sehr zweckmäßig finden. Letztlich müssen wir alle uns daran halten, was für unser Leben und unsere Familien am besten geeignet ist.

Trocknen mit Salz

Kräuter können auch in Salz getrocknet werden. Salz entzieht den Kräutern die Feuchtigkeit und saugt einen Teil der ätherischen Öle auf. Man kann das aromatisierte Salz zum Würzen der Speisen verwenden. Um Kräutersalz zum Würzen herzustellen, waschen, trocknen und hacken Sie die Blätter der Kräuter, die Sie verwenden wollen.

Um die Zweiglein zu konservieren, die man dann übers Essen krümeln kann, waschen und trocknen Sie die Kräuterzweige, die Sie verwenden möchten, und entfernen Sie dann alle dickeren Stiele oder ungenießbaren Teile. Das Konservieren mit Salz funktioniert am besten bei dünnblättrigen Kräutern wie Dill, Rosmarin, Bohnenkraut, Estragon und Thymian. Man kann auch dickere Kräuter in Salz trocknen. Nehmen Sie dafür einfach weniger Blätter und mehr Salz.

Um Kräuter mit Salz zu trocknen, schütten Sie grobkörniges Salz, Meersalz oder irgendein anderes nicht jodiertes Salz in ein Behältnis, bis die Schicht etwa einen halben Zentimeter tief ist. Verwenden Sie auf jeden Fall ein Behältnis mit einem gut schließenden Deckel wie Einmachgläser oder eine Dose zum Einfrieren. Streuen Sie die gehackten Kräuter auf das Salz. Wenn Sie die dünnen Zweige verwenden wollen, werden diese einfach auf die Salzschicht gelegt. Die Kräuter werden ebenfalls mit einer Schicht Salz gleicher Stärke bedeckt.

Fahren Sie mit dem Schichten fort, bis alle Kräuter bedeckt sind. Die oberste Schicht besteht aus Salz. Verschließen Sie das Behältnis sehr sorgfältig.
Die Kräuter brauchen etwa eine Woche zum Trocknen. Um ein Kräutersalz herzustellen, mischen Sie beides sorgfältig. Schütten Sie das Ganze in ein kleines, luftdichtes Behältnis, das Sie auf dem Esstisch oder der Arbeitsplatte in der Küche aufbewahren. Um die getrockneten Zweige zu verwenden, nehmen Sie einfach einzelne Zweige heraus, wischen das Salz ab und bröseln die Kräuter über das Essen.

Trocknen auf einem Sieb

Diese Methode wird gern für Kräuter mit kurzen Stielen (wie Thymian) oder für solche mit separaten Blättern (wie Basilikum) genutzt. Sie können dafür ein altes Fliegengitter von einem Fenster nehmen oder sich ein eigenes kleines Sieb aus etwas zehn mal zehn Zentimeter langen Holzstücken basteln, das Sie mit Leinwand oder einem Stück feinmaschigem Drahtsieb auslegen. Tupfen Sie die gewaschenen Kräuter trocken, und verteilen Sie sie auf dem Sieb. Stellen Sie das Sieb an einen warmen, dunklen Ort, bis die Kräuter getrocknet sind. Blätter brauchen zum Trocknen einige Tage bis hin zu einer Woche, Blüten ungefähr zwei Wochen und in dünne Streifen geschnittene Wurzeln bis zu einem Monat. Die Trockenzeit variiert je nach Art der Kräuter, nach Luftfeuchtigkeit und nach Temperatur.

Einfrieren

Das Einfrieren ist eine schnelle und einfache Methode, um zahlreiche Kräuter zu konservieren. Sie ist insbesondere für Kräuter geeignet, deren Aroma beim Trocknen leicht verloren geht, zum Beispiel Basilikum, Schnittlauch, Estragon, Liebstöckel und Petersilie. Die aufgetauten Kräuter sind allerdings matschig und unansehnlich, weshalb man sie am besten für Tees, Tinkturen und Sirup verwendet. Um Kräuter einzufrieren, sollte man sie klein hacken und dann in Plastiktüten oder Plastikbehälter füllen. Alternativ kann man sie auch mit etwas Wasser oder Olivenöl in einem Mixer pürieren und das Püree dann in Eiswürfelbehältern einfrieren. Wenn die handlichen Kräuterwürfel durchgefroren sind, kann man sie aus den Behältern nehmen und sie in Plastikgefäßen oder -tüten im Gefrierfach aufbewahren. Notieren Sie auf allen tiefgefrorenen Kräutern das Datum des Einfrierens, und brauchen Sie sie innerhalb von sechs Monaten auf.

Süßes herstellen

Die amerikanischen Kolonisten konnten nicht mal eben im nächsten Laden etwas Süßes kaufen, wenn ihnen danach war, also stellten sie selbst Süßwaren aus Kräutern her. Sie kandierten die zarten Stängel von Stechwurz und Ingwer. So konservierten sie die Pflanze in einer Hülle aus Zucker und hoben gleichzeitig ihr Aroma hervor. Und auch wenn diese Süßwaren es nicht mit den heutigen Süßigkeiten aufnehmen können, so eignen sie sich doch bestens zum Garnieren einer Nachspeise oder als essbarer Dekor auf Kuchen und Gebäck. Kochbücher aus dem achtzehnten Jahrhundert empfehlen folgendes Rezept, um Stechwurz zu kandieren: Kochen Sie junge Stechwurzstiele in Wasser, bis sie weich werden. Anschließend schälen Sie sie und entfernen dabei die faserigen Teile. Dann die Stiele wieder ins Wasser legen und köcheln lassen, bis sie leuchtend grün sind. Herausnehmen und trocknen lassen. Die getrockneten, gekochten Stiele in eine Schüssel oder Schale legen und mit der gleichen Menge Puderzucker bedecken (ein Pfund Zucker auf ein Pfund Stiele). Zwei Tage stehen lassen. Nun die Mischung in einen großen Topf geben und erhitzen, bis der Zucker zu klarem Sirup schmilzt. Den Sirup abgießen. Erneut mit Zucker bedecken (wieder ein

Pfund Zucker auf ein Pfund Stiele). Die Stiele aus dem Zucker nehmen und auf Tellern an einem warmen Ort trocknen lassen. In einem luftdichten Behälter aufbewahren.

Sirup einkochen

Zuckersirup mit Kräutern kann Kaltgetränke und Backwaren geschmacklich anreichern. Sirup kann auch zu medizinischen Zwecken verwendet werden. Um Zuckersirup mit Kräuteraroma herzustellen, gibt man zwei Teile Wasser und einen Teil Zucker in einen Kochtopf und lässt die Mischung aufkochen. Eine Handvoll frische Kräuter als Ganzes in den köchelnden Sirup geben. Kochen lassen, bis die Kräuter ihre Farbe verlieren und der Sirup aromatisiert ist, etwa fünfzehn bis dreißig Minuten. Den Sirup sofort verwenden. Oder man lässt den Sirup abkühlen und bewahrt ihn in verschlossenen Gläsern im Kühlschrank auf.

Kräuter aufbewahren

Bewahren Sie getrocknete Kräuter in sterilisierten Behältern aus dunklem Glas mit luftdicht schließenden Deckeln auf. Beschriften Sie die Gläser mit dem Namen der Kräuter einschließlich des lateinischen Namens, des Gattungsnamens und des Datums. (Das Beschriften ist sehr wichtig, da getrocknete Kräuter oft ähnlich aussehen und riechen und man deshalb leicht zum falschen greift, was gefährlich sein kann.) Bewahren Sie die getrockneten Kräuter bei Zimmertemperatur an einem trockenen Ort ohne direkte Sonneneinstrahlung auf, außerhalb der Reichweite von Kindern und Haustieren.

Alternativ können die Kräuter auch in beschrifteten Plastiktüten bis zu sechs Monate im Gefrierfach gelagert werden. Oder man bewahrt sie in braunen Papiertüten auf. Hier immer darauf achten, dass die Tüten nicht feucht werden und nicht dem Sonnenlicht ausgesetzt sind, um ein Ausbleichen zu vermeiden. Um Käfer fernzuhalten, sollte man die Tüten in Plastikbehälter legen.

Da Kräuter anfangen zu schimmeln, wenn sie feucht sind, achten Sie darauf, dass Ihre Kräuter auch wirklich trocken sind, bevor sie verpackt werden. Wenn Sie einen Behälter mit Kräutern öffnen und Schimmel sehen, werfen Sie die Kräuter weg. Verwenden Sie nie verschimmelte Kräuter.

Trockene Kräuter haben, einmal abgesehen von einigen Wurzelarten, eine relativ kurze Lebensspanne. Getrocknete Blüten, Blätter, Wurzeln und andere Teile halten sich etwa ein Jahr, wenn man sie bei Zimmertemperatur oder knapp darunter aufbewahrt.

In der Traditionellen Chinesischen Medizin werden sehr alte Wurzeln verwendet. In der westlichen Kräuterkunde geht man jedoch davon aus, dass Kräuter in der Regel nicht sehr lange haltbar sind. Wenn Sie also mehr Kräuter trocknen, als Sie benötigen, sollten Sie sich überlegen, den Rest einzufrieren. Wickeln Sie die Kräuter in mit Plastik beschichtetes Papier (»freezer paper«), und stecken Sie die Päckchen in wiederverschließbare Plastiktüten oder in zum Einfrieren geeignete Plastikbehälter.

Ausrüstung für die Küche

Sobald Sie die Kräuter haben, stellen Sie zusammen, was Sie zum Herstellen von Kräuterheilmitteln brauchen. Dazu gehören Töpfe in verschiedenen Größen, darunter ein Suppentopf und ein kleiner Topf mit etwa einem Liter Fassungsvermögen. Am besten geeignet sind Edelstahltöpfe, Kupfertöpfe und emaillierte Töpfe. Verwenden Sie keine Aluminiumtöpfe, teflonbeschichtete und anderweitig beschichtete Töpfe.

Weil Kräutermedizin häufig als Tee verabreicht wird, benötigen Sie auch Teekannen aus hochwertigem Porzellan, die langlebig sind und mit kochendem Wasser gefüllt werden können. Benutzen Sie ein Tassensieb, wenn Sie den Tee ausschenken.

Hier finden Sie eine Liste mit der zusätzlichen Ausrüstung, die Sie eventuell benötigen. Nichts davon muss besonders ausgefallen sein. Vermutlich haben Sie das meiste davon bereits in Ihrer Küche:

- Zwei unbeschichtete Backbleche in schwerer Ausführung (für isolierte Bleche sollten Sie die Backzeit anpassen)
- Flaschen und Gefäße aus Glas (heben Sie Babygläschen, Marmeladengläser und kleine Glastiegel auf, oder kaufen Sie passende neue Gläser)
- Einmachgläser mit Deckel
- Mulltuch oder Musselin
- Wasserbad-Topf
- Pipetten
- French-Press-Kaffeebereiter (kann anstelle einer Teekanne mit Sieb benutzt werden oder, um Tinkturen abzuseihen)
- Messbecher aus Glas
- Messlöffel aus Edelstahl
- Zwei oder drei Metalltrichter in verschiedenen Größen
- Musselinbeutel, in 20 und 28 cm Größe
- Tropfeinsätze (um Flaschenhälse zu verkleinern)
- Kleine Glastiegel für Salben, 50 ml bis 100 ml, mit Deckel
- Feinmaschiges Netz oder Fliegengitter zum Trocknen der Kräuter
- Sprühflaschen
- Verschiedene Sorten Filter und Siebe

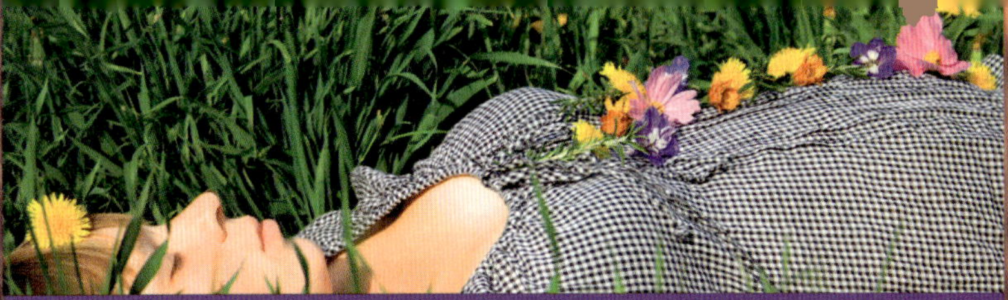

Kapitel 4 – Heilkräuter und Heilpflanzen für Schwangerschaft, Geburt, Wochenbett und Stillzeit

In diesem Abschnitt werden Kräuter und Pflanzen vorgestellt, die häufig in der Schwangerschaft, bei der Geburt und im Wochenbett verwendet werden, wenn das Stillen ein wichtiges Thema ist. Wie bereits erwähnt, sollten manche Kräuter während der Schwangerschaft und in der Stillzeit nicht verwendet werden, sind aber bei der Geburt hilfreich. Andere können im Wochenbett angewendet werden, sollten aber vor der Geburt keine Verwendung finden.

Außerdem findet sich in diesem Kapitel eine Liste mit Kräutern, die nie angewendet werden sollten, es sei denn, Sie tun dies unter Anleitung eines qualifizierten Arztes oder einer Hebamme. Auch eine Liste mit Küchenkräutern findet sich in diesem Kapitel, die zur Essenszubereitung genutzt werden können, aber nicht in großen Mengen verzehrt werden sollten.

Die folgenden Listen enthalten medizinische Fachbegriffe, die Ihnen vielleicht nicht vertraut sind. Der Begriff Abortivum (Abtreibungsmittel) bezieht sich zum Beispiel auf Kräuter, die Wehen und damit einen »Abort«, also eine Fehlgeburt auslösen können. Das Glossar (siehe Seite 252) liefert die nötigen Erklärungen zu vielen der in diesem Kapitel verwendeten Begriffe. Beachten Sie, dass dieses Kapitel nur für Kräuter und Pflanzen und nicht für ätherische Öle gilt, welche im zweiten Kapitel »Ätherische Öle für Schwangerschaft, Geburt, Wochenbett und Stillzeit« aufgelistet sind (siehe Seite 36ff.).

Kräutersteckbriefe mit Sicherheitshinweisen

Aloe vera

(Aloe vera)

Wenn man frisches Gel aus den Blättern der Aloe-Pflanze entnimmt und äußerlich anwendet, hat es eine ausgezeichnete Wundheilkraft. Handelsübliche Gels können ebenfalls hilfreich sein, enthalten aber Konservierungsstoffe, die ein Brennen auf der Haut verursachen können. Außerdem kann Aloe-vera-Gel – egal welcher Qualität – gelbe Flecken hinterlassen. Die Flecken sind nicht gesundheitsschädlich und lassen sich leicht mit Wasser und Seife abwaschen. Da Aloe-vera-Gel zu einem Großteil aus Wasser besteht, muss man die Haut nach der Anwendung etwas länger trocknen lassen.

Das Gel enthält starke Pflanzensterine, die wie Steroide entzündungshemmend wirken, aber den Heilungsprozess nicht hemmen. Deshalb ist Aloe vera so wirksam bei der Behandlung trockener Haut. Die Substanz Allantoin, die in Aloe vera enthalten ist, begünstigt die Hauterneuerung. Außerdem ist es erwiesen, dass Aloe vera den Kollagengehalt der Haut erhöht. Studien haben gezeigt, dass der Kollagengehalt bei einer äußerlichen Anwendung von Aloe vera zunimmt.

Gegenanzeigen

Die Blätter der Aloe vera, die in getrockneter Form verkauft werden, wirken stark abführend. Sie sollten also nicht innerlich angewendet werden.

Die äußerliche Anwendung von Aloe-vera-Gel während der Schwangerschaft hat keine bekannten Nebenwirkungen. Aloe vera innerlich anzuwenden, gilt in Schwangerschaft und Stillzeit als bedenklich.

Ampfer, krauser

(Rumex crispus)

Diese Pflanze wurde lange für ihre Fähigkeit zur Verbesserung der Eisenaufnahme im Blut wie auch zur Blutbildung geschätzt. Außerdem heißt es, sie helfe, einer Gelbsucht bei Neugeborenen vorzubeugen.

Gegenanzeigen

Bei manchen Menschen kann der krause Ampfer den Stuhlgang verflüssigen.

Anis, Anissamen

(Pimpinella anisum)

Obwohl er als Küchengewürz unbedenklich ist, können große Mengen Anis oder Anissamen stimulierend auf die Gebärmutter wirken. Das rechtfertigt eine gewisse Zurückhaltung in der Schwangerschaft.

In der Regel verwendet man Anis oder Anissamen bei Koliken, Verstopfung, Blähungen, Verdauungsproblemen und Unterleibskrämpfen.

Arnika

(Arnica montana)

Cremes, Gels oder Sprays mit Arnika werden aus Arnikablüten gewonnen und können selbst hergestellt oder fertig gekauft werden. Ein Öl mit einem Arnika-Auszug hilft bei der Behandlung blauer Flecken. All diese Mittel können während der Schwangerschaft äußerlich angewendet werden. Achten Sie jedoch darauf, das Öl nicht bei Hautwunden zu verwenden. Arnika sollte auch nicht innerlich angewendet werden, es sei denn als homöopathisches Mittel.

Anmerkung

Mittel zur äußerlichen Anwendung, die aus Arnikakräutern hergestellt werden, darf man nicht mit dem ätherischen Öl der Arnika vergleichen, dessen Anwendung in der Schwangerschaft problematisch ist.

Baldrian

(Valeriana officinalis)

Baldrian ist ein sehr gutes Schmerzmittel. Er kann auch beim Entspannen und Einschlafen helfen. Baldrianextrakte oder -einreibemittel kann man während der Schwangerschaft und bei der Geburt für eine Massage an Oberschenkeln und

Rücken nehmen. Obwohl er verfrühte Wehen verlangsamen kann, wird Baldrian eine Frühgeburt nicht verhindern.

Gegenanzeigen

Obwohl Baldrian insgesamt als unbedenklich gilt, sollte er in der Schwangerschaft nur unter fachlicher Aufsicht eingesetzt werden.

Basilikum

(Ocimum basilicum)

Als Küchenkraut findet Basilikum in vielen mediterranen Gerichten Verwendung, und es gilt auch als unbedenklich. In medizinischen Dosen wird von diesem in der Schwangerschaft oft abgeraten, doch es kann nach der Geburt nützlich sein, wenn die Plazenta abgestoßen werden soll. Allgemein kann Basilikum bei der Behandlung von Menstruationsbeschwerden hilfreich sein und bei Schlaflosigkeit und Stress helfen.

Baumwolle

(Gossypium hirsutum)

Die Baumwollrinde ist im Wochenbett gut zur Schmerzbehandlung geeignet und wird üblicherweise zur Behandlung von Magen-Darm-Problemen wie Durchfall und Übelkeit verwendet. Sie kommt auch bei Fieber, Kopfschmerzen, Blutungen und Schmerzen zum Einsatz. Außerdem ist sie nützlich bei Menstruationsbeschwerden.

Gegenanzeigen

Baumwollrinde kann starke Gebärmutterkontraktionen auslösen und sollte deshalb während der Schwangerschaft nicht angewendet werden.

Beinwell

(Symphytum officinale)

Da er entzündungshemmend wirkt, wird Beinwell äußerlich bei einer Reihe von Verletzungen angewendet. Als Kompresse oder Wickel ist er besonders hilfreich bei der Behandlung von Abszessen, Brüchen und Wunden. Der Beinwell kann die Wundheilung beschleunigen und die Entwicklung von Narbengewebe verhindern. Bei sehr tiefen Wunden heißt es allerdings, vorsichtig zu sein, da ein Auftrag mit Beinwell dazu führen kann, dass sich neues Gewebe bildet, bevor die Wunde von innen heraus heilen konnte, was zu einem Abszess führen kann. Außerdem kann Beinwell blaue Flecken reduzieren.

Gegenanzeigen

Obwohl die äußerliche Anwendung von Beinwell allgemein als unbedenklich gilt, sollte er in der Schwangerschaft nicht innerlich angewendet werden. Das liegt zum Teil an den enthaltenen Alkaloiden, die eine abtreibende Wirkung haben. Allgemein rate ich selten zur Einnahme von Beinwell, da über seine Unbedenklichkeit Uneinigkeit besteht.

Benediktenkraut

(Cnicus benedictus)

In Wochenbett und Stillzeit ist Benediktenkraut unbedenklich, denn es kann den Milchfluss erhöhen. Auch bei der Behandlung von Kopfschmerzen im Wochenbett ist es hilfreich.

Gegenanzeigen

Benediktenkraut sollte in der Schwangerschaft nicht angewendet werden. Personen, die auf Pflanzen aus der Familie der Korbblütler allergisch reagieren, sollten dieses Kraut meiden.

Berufkraut, kanadisches

(Conyza canadensis oder *Erigeron canadensis)*

Das kanadische Berufkraut wird traditionell verwendet, um die Blutungen im Wochenbett zu stillen.

Bittermelone

(Momordica charantia)

Bittermelone ist ein Kraut, das sich bei Schwangerschaftsdiabetes als wohltuend erweisen kann. Es sollte aber nur unter ärztlicher Aufsicht eingenommen werden, weil eine Überdosis Wehen auslösen kann.

Gegenanzeigen

Wenn zu viel Bittermelone in der frühen Schwangerschaft verwendet wird, wird dieses Kraut auch mit Wehen in Verbindung gebracht, die ein stechendes Gefühl im Unterleib auslösen.

Bockshornklee

(Trigonell foenum-graecum)

Den Bockshornklee in der Schwangerschaft als Küchenkraut zu verwenden, gilt als ziemlich unproblematisch. Außerdem ist er eine willkommene Quelle für Ballaststoffe. In der Stillzeit regt Bockshornklee den Milchfluss sehr stark an. Bockshornkleetee unterstützt ganz allgemein die Verdauung und hilft bei Verstopfung. In der traditionellen Kräutermedizin werden Bockshornkleesamen verwendet, um den Cholesterin- und Blutzuckerspiegel zu senken.

Gegenanzeigen

Obwohl der Bockshornklee als Küchenkraut allgemein als unbedenklich gilt, sollte er in höheren Dosen in der Schwangerschaft nur unter Aufsicht verwendet werden.

Borretsch

(Borago officinalis)

Borretsch ist ein Küchenkraut, liefert als solches Kalzium und Kalium und gilt als unbedenklich. Er gilt auch als Stärkungsmittel für die Nebennieren und wird verwendet, um Angstzustände zu behandeln. Borretsch ist nicht zu verwechseln mit Borretschsamenöl, das anders eingesetzt wird.

Breitwegerich

(Plantago major)

od. Spitzwegerich

(Plantago officinalis)

Der Wegerich gilt als ganz und gar unproblematisch und hat entzündungshemmende, antimikrobielle, adstringierende, beruhigende und wundheilende Eigenschaften. Äußerlich ist er anwendbar als Kompresse, Kräuteröl, Umschlag oder für ein Sitzbad. So ist er bei entzündlichen Zuständen wie Hämorrhoiden und Krampfadern heilsam.

Brennnessel

(Urtica dioica)

Die Brennnessel ist ein althergebrachtes Mittel, um den ganzen Körper zu stärken und zu kräftigen. Auch in Schwangerschaft und Stillzeit ist sie ideal. Brennnesseln enthalten Kalzium, Eisen, Magnesium, Kalium und die Vitamine A, B und C. Die Pflanze enthält außerdem viel Chlorophyll und ist eine erstklassige Quelle für Betacarotin, Tannine und andere wichtige Nährstoffe. Wenn ich eine Pflanze aufgrund ihres

Nährstoffgehalts empfehle, ist es immer die Brennnessel, und zwar in Kombination mit Himbeerblättern.

Gegenanzeigen

Menschen, die aufgrund einer Nieren- oder Herzinsuffizienz zu Wassereinlagerungen neigen, sollten keine Brennnesseln verwenden. Des Weiteren hat sich gezeigt, dass Brennnesseln die Wirkung des Arzneimittels Diclofenac verstärken. Wer dieses Mittel einnimmt, sollte erst einen Arzt zurate ziehen, bevor er Brennnesseln verwendet. In Fällen von Wasseransammlungen aufgrund einer Nieren- oder Herzinsuffizienz sind Brennnesseln kontraindiziert.

Brombeere

(Rubus fruticosus)

Brombeerblätter sind ein schnelles und probates Mittel bei Durchfall. Da sie adstringierend wirkt, verwendet man diese Pflanze äußerlich zur Behandlung von Krampfadern. Besonders gut wirkt sie in Bädern, Kompressen und bei Spülungen.

Gegenanzeigen

keine bekannt

Dill

(Anethum graveolens)

Dill ist ein verbreitetes Küchengewürz für schmackhafte Gerichte. Es gilt allgemein als unbedenklich, obwohl es die Gebärmutter stimulieren kann. Dill findet sich häufig in Kräutermitteln für stillende Mütter.

Duftveilchen

(Viola odorata)

Als Küchengewürz sind Veilchen völlig unbedenklich. Im Allgemeinen werden sie bei Erkältung und Husten eingesetzt, und um Spannung und Stress abzubauen.

Gegenanzeigen

keine bekannt

Eibisch, echter od. Arznei-Eibisch

(Althaea officinalis)

Der Eibisch enthält in Wurzeln, Blüten und Blättern große Mengen Schleimstoffe, die lindernd wirken, Gewebe geschmeidig machen und die Heilung fördern.

Engelwurz

(Angelica archangelica)

Engelwurz stimuliert in großen Mengen die Gebärmutter. Sie kann nach der Geburt eingesetzt werden, um die Plazenta abzustoßen, selbst wenn die Plazenta noch fest anhaftet. Die Engelwurz (Angelica archangelica) sollte nicht mit der chinesischen Engelwurz (Angelica sinensis) verwechselt werden, die Blutungen verschlimmern kann. Als Küchenkraut ist die Engelwurz jedoch unbedenklich.

Fenchel

(Foeniculum vulgare)

Fenchel ist ein gutes Magen-Darm-Mittel. Er regt nicht nur den Appetit und die Verdauung an, sondern hilft auch bei Blähungen. In der Stillzeit dient Fenchel zur Anregung des Milchflusses. Er hat einen süßlichen, milden Geschmack.

Gegenanzeigen

Obwohl er in der Küche als unbedenklich gilt, kann er in großen Mengen die Gebärmutter stimulieren. Er sollte nicht von Menschen verwendet werden, die allergisch gegen Sellerie sind.

Frauenmantel

(Alchemilla vulgaris, Alchemilla xanthochlora)

Der Frauenmantel wurde im Mittelalter bekannt und wird seither bei Frauen angewendet. Er gehört zu den Standardmitteln im Kräuterkatalog vieler Hebammen. Das Kraut wird traditionsgemäß zur Unterstützung der Wehentätigkeit gegeben. Die Tinktur kann Kontraktionen auslösen.

Gewürznelke

(Syzygium aromaticum)

Als Küchengewürz gilt die Gewürznelke in der Regel als unbedenklich. Als Kräutertee hilft sie gegen Übelkeit und gegen Blähungen, was in Schwangerschaft und Wochenbett durchaus angenehm sein kann. Blähungen treten häufig nach einem Kaiserschnitt auf. Die Gewürznelke kann auch bei der Schmerzbehandlung wirkungsvoll sein.

Ginkgo

(Ginkgo biloba)

Ginkgo ist hilfreich bei der Behandlung des Karpaltunnel-Syndroms, sollte aber erst nach der Schwangerschaft verwendet werden, weil er gerinnungshemmende Eigenschaften haben könnte, die Blutungen nach der Entbindung verlängern würden.

Gegenanzeigen
Ginkgo sollte in der Schwangerschaft mit Bedacht eingesetzt werden, vor allem kurz vor dem Entbindungsdatum und immer dann, wenn es zu Blutungen kommt.

Gurmar
(Gymnema sylvestre)

Gurmar ist eine in Indien viel genutzte Pflanze, die seit den zwanziger Jahren des vergangenen Jahrhunderts umfassend untersucht wurde. Gurmar kann die körpereigene Insulinproduktion erhöhen und die Bauchspeicheldrüse anregen, mehr Beta-Zellen zu entwickeln (sie produzieren das Insulin). So könnte Gurmar nützlich für die Behandlung von Schwangerschaftsdiabetes sein.

Hafer, Grünhafer
(Avena sativa)

Hafer ist mild, nahrhaft und segensreich. Er beruhigt das Nervensystem, lässt Ängste und Stress schwinden und erhöht den Milchfluss. Hafer ist ein überliefertes Mittel zur Behandlung von Hautreizungen wie Ekzemen, Ausschlägen und der Schwangerschaftsdermatose (PUPPP, siehe Seite 180ff.).

Gegenanzeigen
keine bekannt

Hahnenfuß, blauer od. Frauenwurzel
(Caulophyllum thalictroides)

Frauenwurzel ist ein Krampflöser und kann in der Schwangerschaft immer eingesetzt werden, wenn eine Fehlgeburt droht. Aufgrund der krampflösenden Wirkung lindert Frauenwurzel auch die Schmerzen bei wilden Wehen in der Schwangerschaft. Und bei der Entbindung ist das Kraut unbedenklich, da es helfen kann, die Geburt einzuleiten. Außerdem kann die Gabe von Frauenwurzel die eigentliche Geburt erleichtern. Gibt man Frauenwurzel nach der Geburt, kann das helfen, Blutungen zu verringern und die Plazenta abzustoßen, denn die Gebärmutter zieht sich zusammen, ohne dass der

Muttermund sich schließt. Frauenwurzel wächst in den Vereinigten Staaten und Kanada. Sie ist menstruationsfördernd und harntreibend.

Gegenanzeigen

Frauenwurzel sollte in der Schwangerschaft nur unter Aufsicht verwendet werden, denn sie kann Wehen auslösen. Nicht während der Frühschwangerschaft verwenden. In-Vitro-Studien haben gezeigt, dass Frauenwurzel die Plazentaschranke überwindet, Wachstum und Entwicklung des Embryos schädigt und für ihn toxisch sein kann.

Heckenrose od. Hundsrose

(Rosa canina)

Sie ist eine meiner Lieblingspflanzen. Ihre Früchte, die Hagebutten, schmecken vortrefflich und sind wahre Kraftspender, die die Vitamine C, E und K sowie Kalzium, Magnesium und Mangan in sich tragen. Die Hagebutte enthält außerdem Betacarotin, Flavonoide, Lycopin, Omega-3- und Omega-6-Fettsäuren und Pektin. Darüber hinaus liefert die Hagebutte viele Ballaststoffe, die sie zu einem sanften, wirkungsvollen Abführmittel machen, das bei Verstopfung Abhilfe schaffen kann.

Gegenanzeigen

Bei richtiger Dosierung keine bekannt, also etwa drei bis vier Tassen Tee pro Tag. Für eine Tasse Tee verwendet man eine Tasse Wasser auf einen Teelöffel getrocknete Hagebutten oder zwei Teelöffel frische Hagebutten.

Helmkraut

(Scutellaria lateriflora)

Das Helmkraut hilft ganz allgemein bei Muskelkrämpfen und -schmerzen und auch bei Schlaflosigkeit, Albträumen und Stress.

Gegenanzeigen

Während der Schwangerschaft sollte Helmkraut nur in begrenzten Mengen und unter professioneller Anleitung verwendet werden.

Herzgespann

(Leonurus cardiaca)

Für Geburt und Wochenbett kann ich mir kein besseres Kraut vorstellen als dieses. Der lateinische Name für Herzgespann bedeutet »Löwenherz«. Obwohl es in der Schwangerschaft normalerweise nicht vor Einsetzen der Wehen verwendet wird, kann es Schmerzen bei verfrühten Wehen lindern. In der Eröffnungsphase kann Herzgespann Angst, Schlaflosigkeit, Ruhelosigkeit und die Anspannung mindern, mit denen manche Frauen zu kämpfen haben. Nach der Entbindung wird es gegeben, damit die Gebärmutter sich entspannt und zu normaler Größe zurückkehrt. Im Allgemeinen ist Herzgespann sowohl für die Gebärmutter als auch das Herz sehr gut, denn es stärkt die eine und beruhigt das andere. Herzgespann wird in den Vereinigten Staaten, Kanada und Europa angebaut. Es gilt als Krampflöser, Emmenagogum und als nervenstärkend. Da es sehr bitter sein kann, wird es bevorzugt als Tinktur angewendet.

Gegenanzeigen

Da es in hohen Dosen möglicherweise die Gebärmutter stimuliert, wird Herzgespann in der Regel nicht vor Einsetzen der Wehen gegeben. Menschen mit Gerinnungsstörungen sollten Herzgespann überhaupt nicht oder nur nach Absprache mit dem behandelnden Arzt verwenden.

Hibiskus

(Hibiscus sabdariffa)

Hibiskusblüten sind reich an Antioxidantien, Flavonoiden und anderen Nährstoffen und für die Herzgesundheit von Nutzen. Man geht auch davon aus, dass sie eine Senkung des Blutdrucks unterstützen. Eine 2004 in der Fachzeitschrift *Phytomedicine* veröffentlichte Studie hat gezeigt, dass eine Tasse Hibiskustee am Tag den Blutdruck genauso senkt wie der Arzneistoff Captopril. Hibiskus ist auch gut für das Nervensystem und ist ein bewährtes Mittel bei Angst und Stress.

Himbeerblätter

(Rubus idaeus)

Himbeerblätter gehören zu den beliebtesten und meistgenutzten Pflanzen, wenn es um die Behandlung Schwangerer geht. Ihre Verwendung ist seit Jahrhunderten dokumentiert. Die Blätter sind nahrhaft, haben eine beruhigende Wirkung auf das Nervensystem und stärken die Gebärmutter. Obwohl Himbeerblätter die Gebärmutter stimulieren können, verwenden viele Frauen sie während der Schwangerschaft ohne Probleme, meist in speziellen Teemischungen für Schwangere. Die Pflanze unterstützt unter der Geburt die Wehen und hält Blutungen in Schach. Außerdem kann sie die Geburt der Plazenta unterstützen. Ganz allgemein sind Himbeerblätter reich an Vitamin C, Folsäure, Kalzium, Eisen und Zink. Wenn man neben den Blättern auch die Beeren verwendet, kann das vor einer Blutarmut schützen. Himbeerblätter wirken auch gut bei Zahnfleischbluten, Wadenkrämpfen, Aphthen und Magenverstimmungen. Bei Halsschmerzen kann man mit Himbeerblättern gurgeln. Da sie adstringierend wirken, helfen sie auch bei Durchfall.

Gegenanzeigen

Für Himbeerblätter gibt es keinerlei bekannte Einschränkungen. Doch gibt es Hebammen und Ärzte, die von der Verwendung in der Frühschwangerschaft abraten. Auch Frauen, die bereits einmal eine Fehlgeburt hatten, raten sie von Himbeerblättern ab. Wissenschaftliche Beweise dafür gibt es nicht. Um auf der sicheren Seite zu sein, rate ich Frauen mit einem erhöhten Risiko für eine Fehlgeburt, Himbeerblättertee eben erst ab dem zweiten Schwangerschaftsdrittel zu trinken.

Hirtentäschel

(Capsella bursa-pastoris)

Das Hirtentäschel wird seit Langem an erster Stelle genannt, um gegen Hämorrhagien und starke Blutungen vorzugehen. Deshalb gehört es auch im Wochenbett zu den Standardkräutern. Es sollte aber nicht eingesetzt werden, bevor die Plazenta nicht geboren ist. In den Vereinigten Staaten wird das Hirtentäschel bereits seit der Zeit der Pilgerväter nach der Plazentageburt eingesetzt. Es ist sehr erfolgreich, denn als blutstillendes Kraut zieht es Blutgefäße und Gewebe zusammen, senkt den Blutdruck und regt die Rückbildung der Gebärmutter an. Außerdem wirkt es adstringierend, entzündungshemmend und harntreibend. Das Hirtentäschel ist in vielen Teilen der Welt anzutreffen, darunter Europa, Nordamerika und Asien. Seine Blätter sind nährstoffreich, sie enthalten Proteine, die Vitamine C und K, Kalzium, Eisen und Natrium.

Gegenanzeigen Obwohl die äußerliche Anwendung unbedenklich ist, sollte das Hirtentäschel während der Schwangerschaft nicht eingenommen werden. Doch im Wochenbett kann es innerlich angewendet werden, sobald die Plazenta geboren ist und wenn es wie beschrieben eingesetzt wird.

Hopfen

(Humulus lupulus)

Hopfen wird gegen Angst, Schlaflosigkeit, Ruhelosigkeit und Stress eingesetzt. Er sollte aber in der Frühschwangerschaft nicht verwendet werden.

Gegenanzeigen Nach dem ersten Schwangerschaftsdrittel keine bekannt.

Ingwer

(Zingiber officinale)

Am bekanntesten ist Ingwer vermutlich dafür, gegen Übelkeit zu helfen. So kann er in der Schwangerschaft eine entscheidende Rolle spielen und auch bei Reisekrankheit und Übelkeit im Rahmen einer Chemotherapie hilfreich sein. Außerdem wird Ingwer seit Langem gegen Arthrose verwendet.

Gegenanzeigen Ingwer ist eigentlich unbedenklich, es sei denn, man verwendet ihn übermäßig.

Johanniskraut

(Hypericum perforatum)

Obwohl Johanniskraut inzwischen als erfolgreiches Mittel gegen Depressionen gilt, wurde es zuerst im alten Griechenland schriftlich erwähnt und äußerlich zur Wundheilung eingesetzt. Dieses Kraut hat viele Eigenschaften, die ideal für eine äußerliche Anwendung sind: Es ist adstringierend, entzündungshemmend, antimikrobiell, nervenstärkend und wundheilend. Das Aufgussöl wird gerne zur Behandlung von blauen Flecken, Verbrennungen, Schnitten, Hautreizungen, Scheuerstellen und Wunden verwendet. Johanniskraut kann auch für Kompressen, Umschläge und Sitzbäder benützt werden. Seine beruhigende, entzündungshemmende Wirkung hilft bei brennender, geschwollener Haut und beschleunigt die Heilung von Dammrissen. In Deutschland ist es erlaubt, auf das Etikett von äußerlich anwendbaren Johanniskrautpräparaten zu schreiben, dass sie zur Behandlung von Muskelkater, Wunden und Verbrennungen ersten Grades geeignet sind.

Eine Reihe von Studien zu Johanniskrautextrakten hat eine antibakterielle Aktivität bewiesen. So hat man zum Beispiel zwei häufig verschriebene russische Johanniskrautpräparate bei der Bekämpfung von Infektionen mit dem Erreger *Staphylococcus aureus* getestet. Sie waren beide wirksamer als der Wirkstoff Sulfanilamid.

Gegenanzeigen

Johanniskraut wird hauptsächlich äußerlich während der Schwangerschaft angewendet. Es kann zu Wechselwirkungen mit anderen Medikamenten kommen, die man vorher abklären sollte.

Kamille, echte
(Matricaria chamomilla)

Sie ist bekannt für ihre entzündungshemmende Wirkung. Man kann mit ihr Kräuteröl, Salbe oder ein Sitzbad machen. Echte Kamille und römische Kamille sind in der Regel austauschbar. Obwohl sie zu verschiedenen Arten gehören, werden sie oft zur Behandlung der gleichen Gesundheitsprobleme eingesetzt.

Gegenanzeigen

Echte Kamille steht in dem Ruf, absolut unbedenklich zu sein. Aber sie kann Menschen Schwierigkeiten machen, die Blutverdünner einnehmen oder allergisch gegen Ambrosia sind.

Kamille, römische

(Anthemis nobilis)

Ihre Verwendung zur Behandlung von Entzündungen ist bestens dokumentiert, und die Kamille wirkt bei Mund-, Rachen- und Hautentzündungen. Ein sanftes Kraut, das Schmerzen, Krämpfe und Kreuzschmerzen lindert. Im Wochenbett fördert sie den Milchfluss, wirkt beruhigend auf die Mutter und kann helfen, Koliken beim Säugling zu vermeiden oder zu lindern. Römische Kamille und echte Kamille (siehe oben) sind in der Regel austauschbar. Obwohl sie zu verschiedenen Arten gehören, werden sie oft zur Behandlung der gleichen Gesundheitsprobleme eingesetzt.

Gegenanzeigen

Die römische Kamille gilt in der Regel als unbedenklich, sollte aber nicht von Menschen verwendet werden, die allergisch gegen Ambrosia oder andere Pflanzen aus der Familie der Korbblütler sind.

Kardamom

(Elettaria cardamomum)

Kardamom ist ein Küchengewürz, das als unbedenklich gilt. Er wird in der Regel zur Behandlung von Verdauungsproblemen eingesetzt, wozu auch Verstopfung, Blähungen, Sodbrennen, Unterleibskrämpfe und Reizdarm gehören. Er kann auch den Appetit anregen und bei Gallenblasen- und Leberbeschwerden helfen. Im Allgemeinen wirkt Kardamom wohltuend bei der Behandlung von Bronchitis, Erkältungen, Husten, Halsschmerzen und wundem Mund. Und er unterstützt die Infektionsabwehr.

Katzenminze

(Nepeta cataria)

Die Katzenminze hat viele der Eigenschaften, die auch echte und römische Kamille haben (siehe weiter oben), und kann an deren Stelle oder zusammen mit der Kamille eingesetzt werden.

Gegenanzeigen Katzenminze kann in der Frühschwangerschaft Kontraktionen auslösen.

Klette
(Arctium lappa)

In der asiatischen Küche wird die Klettenwurzel traditionell als Gemüse gereicht. In der Nahrung gilt sie in der Regel als unbedenklich, außer in der Schwangerschaft. Doch man kann sie in der Schwangerschaft äußerlich anwenden und sie bei Ekzemen oder PUPPP (polymorphe Schwangerschaftsdermatose, siehe Seite 180 ff.) für Sitzbäder oder Spülungen verwenden.

Kletten-Labkraut
(Galium aparine)

Labkraut gilt allgemein als unproblematisch. Es kann den Blutdruck senken und hat eine leicht harntreibende Wirkung. Wendet man es äußerlich an, pflegt es wunde Haut, zum Beispiel bei Inkontinenz oder Ekzemen.

Gegenanzeigen keine bekannt

Knoblauch
(Allium sativum)

Größere Mengen Knoblauch können Sodbrennen auslösen und den Geschmack der Muttermilch verändern. Ein moderater Einsatz in der Küche ist eigentlich unproblematisch, bei Sodbrennen sollte man aber auch darauf verzichten.

Gegenanzeigen keine bekannt

Koriander
(Coriandrum sativum)

Koriander ist ein Mittel gegen Angst, Schlaflosigkeit, nervöse Anspannung und Stress. In der Spätschwangerschaft wird er zur Unterstützung der Verdauung und gegen Sodbrennen eingesetzt. Nach einem Kaiserschnitt mildert Koriander schmerzhafte Blähungen, die oft nach operativen Eingriffen auftreten.

Gegenanzeigen Koriander gilt ganz allgemein als unbedenklich, obwohl manche Quellen darauf hinweisen, dass er in medizinischen Dosen in der Schwangerschaft nicht verwendet werden sollte.

Kreosotbusch
(Larrea tridentata)

Kreosotbuschkraut wird bei einer Reihe von Beschwerden äußerlich angewendet, insbesondere, um Entzündungen und Schmerzen zu mindern und die Heilung kleinerer Wunden zu fördern. Bei diesen Befunden kann man mehrmals täglich eine in einem Kräuteröl oder einem Kräutertee getränkte Kompresse auflegen. Die Behandlung kann auf Wunsch durch Wärme unterstützt werden. Als altbekanntes pflanzliches Antibiotikum kann man gemahlenes Kreosotbuschkraut direkt auf kleinere Wunden streuen, nachdem man sie gründlich gereinigt hat. Kreosotbuschkraut kann auch für Sitzbäder verwendet werden.

Gegenanzeigen

Das Kraut des Kreosotbuschs sollte nicht eingenommen werden. Bei stillenden Müttern gilt es als problematisch, und es kann eventuell ernsthafte Leber- und Nierenschäden verursachen.

Kümmel, echter
(Carum carvi)

Als Küchengewürz gilt Kümmel als unbedenklich, doch in höherer Dosierung kann er die Gebärmutter stimulieren. Als Galaktagogum unterstützt es die Milchproduktion.

Gegenanzeigen

Kümmel sollte in der Frühschwangerschaft nicht verwendet werden, da er den Muttermund weich machen kann. Personen mit einer Allergie gegen Kümmelöl sollten ihn generell meiden.

Lackporling, glänzender
(Ganoderma lucidum)

Dieser Pilz hat starke Heilkräfte, die erst allmählich entdeckt werden. Man kann ihn zur Behandlung von Herpessymptomen wie auch zum Schutz vor Strahlenschäden einsetzen.

Gegenanzeigen

Da der glänzende Lackporling den Blutdruck senken und die Blutgerinnung beeinträchtigen kann, sollte er mit Vorsicht verwendet werden.

Lapacho
(Tabebuia avellanedae)

Lapacho ist ein starkes Antimykotikum und sehr gut geeignet, um ein übermäßiges Ausbreiten von Pilzen (Candida) zu vermeiden.

Gegenanzeigen

Lapacho sollte in der Schwangerschaft nicht innerlich angewendet werden.

Lavendel
(Lavendula officinalis)

Lavendel ist für seine schmerzstillenden Eigenschaften bekannt, und er hält Infektionen auf Abstand. Außerdem wirkt er stressmildernd und entspannt verkrampfte Muskeln. So hilft er in der Spätschwangerschaft, sich zu entspannen. Als Küchengewürz und bei äußerlicher Anwendung gilt er als unbedenklich. In größeren Mengen kann er die Gebärmutter stimulieren.

Löwenzahn
(Taraxacum officinale)

Als Küchenkraut und Nahrungsmittel gilt der Löwenzahn in der Regel als unbedenklich. Die getrockneten Blätter und Wurzeln werden traditionell als Tee verwendet, frische Blätter gibt man in den Salat oder dünstet sie. Löwenzahnblätter sind vitaminreich, insbesondere die Vitamine A, C und K sind enthalten. Außerdem sind sie gute Lieferanten für Kalzium, Eisen, Mangan und Kalium. Allgemein fördert der Löwenzahn die Verdauung und die Produktion von Gallenflüssigkeit.

Gegenanzeigen

Löwenzahn wirkt stark harntreibend, was vor dem Gebrauch bedacht werden sollte.

Luzerne
(Medicago sativa)

Die Luzerne gehört zu den besonders nahrhaften Sprossen. Menschen aller Altersgruppen können davon profitieren. In Schwangerschaft und Wochenbett kann die Luzerne Energie liefern, Müdigkeit vorbeugen und den Milchfluss bei der stillenden Mutter erhöhen. Allgemein ist sie gut für die Gesundheit, wirkt harntreibend und regt den Appetit an. Die

Luzerne kann auch dabei helfen, den Cholesterinspiegel zu senken.
Die Luzerne ist ein Multitalent in Sachen gesunder und wertvoller Ernährung, die Pflanze besteht zu fünfzig Prozent aus Proteinen und enthält ziemlich viel Kalzium. Die Asche ihrer Blätter besteht tatsächlich zu neunundneunzig Prozent aus reinem Kalzium. Und sie enthält andere Mineralien. Dazu gehören Kupfer, Eisen, Magnesium, Phosphor, Kalium und Zink. Der Gehalt an Vitamin K gleicht dem eines Kraftwerks, und die Luzerne enthält noch mehr Vitamine: A, B_1, B_6, B_{12}, C, D und E, Biotin, Folsäure, Niacin und Pantothensäure. Außerdem versorgt die Luzerne uns mit zahlreichen wertvollen Aminosäuren, Betacarotin, Chlorophyll, Flavonoiden, Saponinen und Sterinen.

Maisbart
(Zea mays)

Maisbart ist ein althergebrachtes Mittel gegen Harnwegsstörungen und hilft bekanntermaßen bei der Behandlung von Blasen- und Nierenentzündungen. Da er leicht harntreibend wirkt, hilft er dem Körper bei der Ausscheidung von Krankheitserregern, indem er den Harndrang erhöht.

Gegenanzeigen keine bekannt

Minze, grüne
(Mentha spicata)

Die grüne Minze ist ein beliebtes Mittel in der Schwangerschaft, da sie Übelkeit lindert, vor allem Morgenübelkeit. Die grüne Minze ist eine sanfte Alternative zur Pfefferminze und wird traditionell bei Magenverstimmungen, Übelkeit und Blähungen eingesetzt. Auch bei Magenkrämpfen kann man sie anwenden. Sie ist reich an Vitamin A und C und hat einen angenehmen Geschmack, mit dem man auch die erdige Note mancher Kräutertees überdecken kann.

Gegenanzeigen keine bekannt

Mutterkraut
(Tanacetum parthenium)

Als Gebärmutterstimulans kann Mutterkraut frühzeitige Wehen auslösen. Um eine verhaltene Plazenta abzustoßen, ist es dagegen nützlich.

Gegenanzeigen

Mutterkraut sollte in der Schwangerschaft nicht angewendet werden.

Passionsblume
(Passiflora incarnata)

Diese Pflanze ist bei moderatem Gebrauch unbedenklich. Besonders hilfreich ist sie bei der Behandlung von Ängsten, Schlaflosigkeit und Stress.

Gegenanzeigen

Da die Passionsblume die Gebärmutter stimulieren kann, wenn sie in großen Mengen verwendet wird, sollte sie in der Schwangerschaft nur nach Rücksprache mit einem Arzt eingenommen werden.

Petersilie
(Petroselinum crispum)

Als Zutat beim Kochen ist die Petersilie unbedenklich. Die äußerliche Anwendung ist ebenso unbedenklich. Petersilie dehnt die Venen und erleichtert den Blutfluss. Das macht sie zu einer guten Wahl bei der Behandlung von Hämorrhoiden und Krampfadern.

Gegenanzeigen

In der Schwangerschaft sollte sie zurückhaltend eingesetzt werden, da sie ein wohlbekanntes Gebärmutterstimulans ist und in größeren Mengen eine Gefahr für den Fötus darstellen kann. Stillende Mütter sollten unbedingt auf größere Mengen Petersilie verzichten, da sie die Milchbildung zum Erliegen bringen kann.

Pfeffer, schwarzer
(Piper nigrum)

Der schwarze Pfeffer gilt als unproblematisch, da er ein beliebtes Gewürz ist. Er wird von Kräuterkundigen empfohlen, um die Verdauung sowie die Durchblutung anzuregen und den Körper zu wärmen.

Pfefferminze
(Mentha piperita)

Pfefferminzblätter sind sehr hilfreich, um die Beschwerden bei Schwangerschaftsübelkeit zu lindern, also Brechreiz und Magenverstimmungen.

Gegenanzeigen
Pfefferminztee kann die Refluxkrankheit (gastro-esophageal reflux disease, kurz: GERD) verschlimmern, den Gallenfluss aus der Gallenblase begünstigen und möglicherweise dadurch die Symptome von Gallensteinen verschärfen.

Pfirsichblätter
(Prunus persica)

Pfirsichblätter werden üblicherweise zu Kräutertee verarbeitet, der gegen Übelkeit und Brechreiz hilft.

Gegenanzeigen
Pfirsichblätter sollten nicht verwendet werden, wenn man allergisch gegen Pfirsiche ist.

Purpur-Sonnenhut
(Echinacea purpurea)

Den Sonnenhut schätzt man vorrangig für die Rolle, die er zur Unterstützung des Immunsystems spielt. Außerdem wirkt er entzündungshemmend.

Gegenanzeigen
Insgesamt gilt Echinacea als absolut unbedenklich, doch sie sollte nicht von Personen mit einer Allergie gegen Ambrosia verwendet werden.

Quecke
(Agropyran repens)

Die Quecke ist ein guter Harntreiber. Außerdem verschafft sie Linderung bei Reizungen und Entzündungen.

Gegenanzeigen
keine bekannt

Ringelblume
(Calendula officinalis)

Die Ringelblume kann stark lindernd wirken und wird für Öle, Kompressen und Sitzbäder verwendet. Sie macht die Haut geschmeidig, heilt Entzündungen und fördert die Wundheilung. Außerdem wirkt sie antimikrobiell.

Gegenanzeigen
Obwohl die Ringelblume bei äußerlicher Anwendung absolut unbedenklich ist, sollte man sie in der Schwangerschaft nicht oral verabreichen. Außerdem sollten Personen mit einer Allergie gegen Korbblütler sie ganz meiden.

Rooibos

(Aspalathus linearis)

Rooibostee gilt allgemein als unbedenklich und ist ein entspannender und sehr nährstoffreicher Tee. Er wird gerne bei Hautproblemen genommen, um die Verdauung zu unterstützen oder um nervöse Spannung und Stress abzubauen. Inzwischen kann man ihn in fast allen Naturkostläden und Supermärkten finden. Ich rate zu den Rooibos-Sorten ohne Zusätze, denn der Tee ist von Natur aus mild und süß.

Rosskastanie

(Aesculus hippocastanum)

Die Rosskastanie enthält die Komponente Aescin, die entzündungshemmend wirkt und in der Schwangerschaft gegen geschwollene Beine und Knöchel hilft. Die gleiche Komponente macht die Rosskastanie zu einer guten Wahl, um Ödeme (Schwellungen mit Flüssigkeitseinlagerungen) zu behandeln, die in Folge von Traumata auftreten. Sie ist auch ein Adstringens, das eine gute Heilung von Rissen fördert, weshalb die Rosskastanie im Wochenbett gut geeignet ist für Kompressen und Sitzbäder.

Ganz allgemein ist die Rosskastanie als Venenschutz und -tonikum bekannt. Rinde, Blätter und grüne Früchte können allesamt eingesetzt werden. Weil die Rosskastanie harzhaltig ist, rate ich dazu, sie als alkoholbasierte Tinktur zu verwenden. So ist das Harz nicht spürbar. Vermischen Sie einfach zwei Teelöffel davon mit zwei bis drei Tassen warmem Wasser.

Rotklee

(Trifolium pratense)

Obwohl er nicht in der Schwangerschaft verwendet werden sollte, enthält Rotklee Bioflavonoide und Isoflavone und ist insgesamt eine höchst nahrhafte Pflanze. Er gilt als blutbildend, weshalb der Rotklee für die Empfängnis sehr förderlich sein kann.

Gegenanzeigen Sollte nicht in der Schwangerschaft angewendet werden.

Rotulme
(Ulmus rubra)

Die Rinde der Rotulme wird gewöhnlich zur Herstellung von Lutschpastillen verwendet, die man in den meisten Naturkostläden findet. Da die Rotulme rückfettende Eigenschaften hat, schmiert sie die Speiseröhre und kleidet sie mit einem Film aus.

Gegenanzeigen
Die Rotulme kann möglicherweise Kontraktionen der Gebärmutter auslösen und sollte deshalb in der Schwangerschaft nur unter professioneller Anleitung eingenommen werden.

Schachtelhalm
(Equisetum arvense)

Der Schachtelhalm fördert die Wundheilung und wirkt lindernd. Er steht auch im Ruf, die Zahl der Bakterien in den Harnwegen zu verringern.

Gegenanzeigen
keine bekannt

Schafgarbe
(Achillea millefolium)

Die Schafgarbe gilt bei äußerlicher Anwendung als unbedenklich. Man kann mit Schafgarbe Schnitte, Kratzer, Risse (auch Dammrisse), Krampfadern und Wunden behandeln. Sie wird im Wochenbett häufig einem Sitzbad hinzugefügt.

Gegenanzeigen
Da sie in großen Mengen stimulierend auf die Gebärmutter wirken kann, sollte man den Gebrauch in den letzten Wochen der Schwangerschaft einschränken.

Schneeball, gemeiner
(Viburnum opulus)

Der Schneeball dient sowohl zur Linderung von Muskelkrämpfen als auch von Schmerzen, die mit solchen Krämpfen einhergehen. Er entspannt die Gebärmutter sowie Blutgefäße und Schleimhäute der Bronchien.

Gegenanzeigen
Der Schneeball sollte in der Schwangerschaft nur unter professioneller Anleitung verwendet werden. Menschen, die Blutverdünner einnehmen, sollten auf den Schneeball ganz verzichten. Außerdem sind seine Früchte toxisch und sollten nicht verwendet werden.

Schneeball, pflaumenblättriger

(Viburnum prunifolium)

Diese Pflanze wird schon seit Langem verwendet, um eine Zervixreifung herbeizuführen, was so viel bedeutet wie Erweichung des Muttermundes, damit er sich anschließend öffnen kann. Der pflaumenblättrige Schneeball wird auch benutzt, um die Nachwehen zu lindern.

Gegenanzeigen

In der Schwangerschaft sollte der pflaumenblättrige Schneeball nur unter professioneller Anleitung verwendet werden. Außerdem sollten Menschen mit einer Allergie gegen Aspirin ganz auf dieses Kraut verzichten.

Schwarznuss od. Schwarze Walnuss

(Juglans nigra)

Die Schwarznuss wird zur Schmerzbehandlung eingesetzt. Außerdem kann man sie verwenden, um einen Herpesausbruch zu verhindern, da sie wirksam gegen Viren (antiviral) ist.

Gegenanzeigen

Die Schwarznuss sollte während Schwangerschaft und Stillzeit nicht innerlich angewendet werden.

Süßholz

(Glycyrrhiza glabra)

Die Süßholzwurzel ist eines der weltweit am häufigsten verwendeten Kräuter. In Maßen verzehrt, gilt sie als unbedenklich. Im Wochenbett ist die Süßholzwurzel eine hilfreiche Zugabe in Tees.

Gegenanzeigen

Obwohl sie bei der Verwendung in der Küche als unbedenklich gilt, kann die Süßholzwurzel bei manchen Menschen Wassereinlagerungen auslösen. Menschen mit dieser Neigung oder mit hohem Blutdruck sollten die Süßholzwurzel meiden.

Tee, schwarzer

(Camellia sinensis)

Schwarzer Tee kann Menschen helfen, die an Müdigkeit und Kopfschmerzen leiden, obwohl die Grenze bei zwei Tassen pro Tag liegen sollte. Mehr kann Herzklopfen und eine erhöhte Herzfrequenz auslösen. Außerdem wird Schwarztee für äußerliche Anwendungen genutzt und ist eine gute Wahl, um Schwellungen und entzündetes Gewebe zu behandeln.

Gegenanzeigen Pro Tag sollte man nicht mehr als zwei Tassen Schwarztee trinken.

Teufelskralle, afrikanische

(Harpagophytum procumbens)

Obwohl sie in der Schwangerschaft nicht verwendet werden sollte, ist die Teufelskralle eine gute Wahl, um unter der Geburt Nervenschmerzen und im Wochenbett Inkontinenz zu behandeln. Allgemein wird die Teufelskralle äußerlich angewendet, um Muskel- und Gelenkbeschwerden zu lindern.

Gegenanzeigen Die Teufelskralle stimuliert die Gebärmutter, weshalb sie in der Schwangerschaft nicht eingesetzt werden sollte.

Trauben-Silberkerze

(Cimicifuga racemosa)

Da die Trauben-Silberkerze verfrühte Wehen auslösen kann, sollte sie in der Schwangerschaft nur unter Aufsicht verwendet werden. Dieses Kraut hilft bei Muskelschmerzen. Das ist einer der Gründe, warum es so gut in Kombination mit der Frauenwurzel (siehe Seite 90f.) wirkt, einem Gebärmutterstimulans. Die beiden zur Hand zu haben, gilt als Idealfall für eine Geburt. Die Trauben-Silberkerze ist nicht nur ein probates Einreibemittel bei Rückenschmerzen, sondern wird auch verwendet, um Schmerzen und Krämpfe im Unterleib zu lindern.

Das Kraut wurde in Deutschland vierzig Jahre lang unter Aufsicht verwendet, wo keinerlei ernsthafte Nebenwirkungen, Gegenanzeigen oder Wechselwirkungen mit anderen Arzneimitteln beobachtet wurden. In Studien hat man geschlossen, dass das Kraut keine Defekte oder Mutationen auslöst. Und es ist nicht krebserregend.

Es wird in den Vereinigten Staaten und Kanada angebaut, ist reich an ätherischen Ölen, Isoflavonen und anderen wohltuenden Bestandteilen. Es ist ein Umstimmungsmittel, ist krampflösend, menstruationsfördernd, blutdrucksenkend und nervenstärkend.

Gegenanzeigen Die Trauben-Silberkerze sollte in der frühen Schwangerschaft nicht verwendet werden, da sie Wehen auslösen kann.

Vogelmiere

(Stellaria media)

Für Schwangere ist die Vogelmiere bestens geeignet, denn sie wirkt schmerzlindernd, wenn man sie äußerlich als Kompresse, Kräuteröl, Umschlag oder Badezusatz für Sitzbäder anwendet. Da sie rückfettend und wundheilend ist, ist sie ein verbreitetes Mittel zur äußerlichen Anwendung bei Hautjucken und -reizungen sowie bei Schnitten und Wunden. Sie enthält viel Vitamin C und viele Bioflavonoide und kann die Narbenbildung fördern. Nach der Geburt ist die Vogelmiere eine gute Wahl zur Hautpflege beim Neugeborenen. Außerdem ist die Vogelmiere eine nahrhafte Zutat für Salate.

Gegenanzeigen keine bekannt

Walderdbeere

(Fragaria vesca)

Die Blätter der Walderdbeere stecken voller Antioxidantien und haben einen hohen Gehalt an Vitamin C. Die Pflanze hat auch eine leicht adstringierende Wirkung.

Gegenanzeigen keine bekannt. Erdbeerblätter sollten aber von Menschen mit einer Allergie gegen Erdbeeren nicht verwendet werden.

Waldlilie

(Trillium erectum)

Die Waldlilie, auch Trillium genannt, stimuliert die Gebärmutter und wird üblicherweise verwendet, sobald die Wehen einsetzen. Sie kann starke Wehen auslösen. In den Vereinigten Staaten wurde die Pflanze tatsächlich lange zu diesem Zweck genutzt, zuerst von den eingeborenen Völkern, dann auch von den europäischen Siedlern. Die Waldlilie wird auch bereits vor Beginn der Geburt eingesetzt, um die Eröffnungswehen zu fördern und die Entbindung leichter zu machen. Eine Gabe nach der Geburt soll die Gefahr einer möglichen postpartalen Hämorrhagie verringern, also die Wahrscheinlichkeit zu massiven Blutungen.

Wassernabel, indischer

(Centella asiatica)

Als potenzielles Emmenagogum sollte der indische Wassernabel in der Schwangerschaft vorsichtig und nur gelegentlich eingesetzt werden. In verschiedenen wissenschaftlichen Studien ist die Wirksamkeit des Wassernabels bei der Wundheilung dokumentiert. Das Kraut ist dafür bekannt, die Kollagenproduktion anzuregen, was den Heilungsprozess ebenfalls beschleunigt. Außerdem ist der Wassernabel gut gegen Schwellungen und zur Anregung des Kreislaufs geeignet.

Gegenanzeigen

Der indische Wassernabel sollte in der Schwangerschaft nicht regelmäßig verwendet werden.

Weißeiche

(Quercus alba)

Die Rinde der Weißeiche wirkt entzündungshemmend, antiseptisch und adstringierend. Aufgrund ihrer betäubenden Wirkung lindert sie Reizungen an der Gewebeoberfläche. Aufgrund dieser Wirkung können auch oberflächliche Entzündungen zurückgehen. Außerdem bildet die Pflanze bei äußerlicher Anwendung einen Schutzmantel gegen Infektionen, ein Vorteil bei der Behandlung von Verbrennungen und Wunden. Die Rinde kann dabei helfen, den strapazierten Damm zu beruhigen. Man braucht nur eine kleine Menge Eichenrinde für ein Sitzbad. Zu viel kann die Haut reizen.

Gegenanzeigen

Die Weißeiche sollte während der Schwangerschaft nicht innerlich angewendet werden.

Zaubernuss

(Hamamelis virginiana)

Die Hamamelis enthält Tannine, die adstringierend sind und bei äußerlicher Anwendung Bakterien bekämpfen, Reizungen und Schwellungen reduzieren und rissige Haut glätten können. Die meisten im Handel erhältlichen Hamamelisextrakte und andere Präparate enthalten keine Tannine, da diese beim Destillieren verloren gehen. Manche Naturkostläden oder Kräuterkundige vor Ort bieten aber naturbelassene Hamamelisprodukte an. Alternativ kann man Hamamelisextrakt auch zu Hause herstellen. Das kommerziell hergestellte Destillat gilt jedoch trotzdem als äußerst wohltuend. Falls also nichts anderes erhältlich sein sollte, ist es also durchaus einen Versuch wert. Während der Schwangerschaft kann ein starker Aufguss aus Rinde und Blättern für ein Sitzbad oder eine Kompresse verwendet werden, um die Symptome einer bakteriellen Vaginose zu behandeln. Mischt man Hamamelis mit kaltem Wasser und tränkt ein weiches Tuch damit, kann man es direkt auf den wunden Damm legen, wo es kühlend und beruhigend wirkt. Die Pflanze ist auch gut geeignet, um Abschürfungen an der Scheide und die Neigung zu Krampfadern zu behandeln – und um Blutungen zu stillen.

Gegenanzeigen

Da Hamamelis adstringierend wirkt, sollte sie in der Schwangerschaft und Stillzeit nicht innerlich angewendet werden.

Zimt

(Cinnamomum zeylanicum)

Zimt wird oft genommen, um die Verdauung zu fördern und Magenschmerzen und -krämpfe zu lindern. Da durch seine Wirkung ein gesunder Blutzuckerspiegel aufrechterhalten wird, könnte Zimt vielleicht helfen, Diabetes zu kontrollieren. Weitere Studien dazu laufen noch.

Gegenanzeigen

Zimt ist ein Küchengewürz, das in kleinen Mengen als unbedenklich gilt. In großen Mengen sollte er jedoch nicht verwendet werden. Eine Dosierung von mehr als einem Teelöffel kann betäubend wirken und sogar bei Erwachsenen zu Konvulsionen, Delirium, Halluzinationen und sogar zum Tod führen.

Zitronenmelisse

(Melissa officinalis)

Zitronenmelisse wird schon seit Langem genutzt, um Ängste zu bekämpfen. Studien haben gezeigt, dass sie besänftigend wirkt, was sie zu einem nützlichen Helfer macht, um Stress zu reduzieren, die Laune zu heben und die mentale Stärke zu verbessern. Dieses Kraut ist generell reich an Antioxidantien.

Gegenanzeigen

keine bekannt

Kräuter, die in der Schwangerschaft, bei der Geburt und in der Stillzeit gemieden werden sollten

Wenn überhaupt, verwenden Sie die folgenden Kräuter nur unter Aufsicht eines erfahrenen Arztes. Einige von ihnen sind als ätherische Öle unbedenklich, aber nicht als frische oder getrocknete Kräuter.

Alant
(Inula helenium)

Aufgrund seines potenziellen Einflusses auf Allergien, Blutdruck und Blutzucker gilt der Alant als ungeeignet für eine Anwendung in der Stillzeit.

Bärentraube, echte
(Arctastaphylos uva ursi)

Die Bärentraube ist für Menschen mit hohem Blutdruck nicht geeignet.

Baumwolle
(Gossypium herbaceum)

Die Baumwollwurzel ist ein traditionelles Gebärmutterstimulans, das bei einer schweren Geburt gegeben wird, um die Wehentätigkeit anzuregen. Dieses Mittel sollte nur unter professioneller Aufsicht verabreicht werden. Ich kenne viele Hebammen, die erfolgreich mit diesem Mittel arbeiten.

Beifuß
(Artemisia vulgaris)

Der Beifuß ist ein Gebärmutterstimulans, das auch zu Geburtsfehlern führen kann. Einige Fälle von Fehlgeburten werden mit dieser Pflanze in Verbindung gebracht.

Berberitze
(Berberis vulgaris)

Die Berberitze enthält große Mengen Berberin, ein Alkaloid, das die Gebärmutter stimulieren und Wehen auslösen kann. Es kann bei Neugeborenen auch den normalen Bilirubinmetabolismus stören und dadurch die Möglichkeit einer

Gelbsucht erhöhen sowie die Leberfunktionen des Babys beeinträchtigen.

Besenginster
(Cytisus scoparius)

Der Besenginster ist wehenauslösend, sollte also in der Schwangerschaft vermieden werden. In Teilen Europas wird er nach der Geburt gegeben, um starkem Blutverlust vorzubeugen. Der Besenginster enthält einen Stoff, der Spartein oder Lupinidin genannt wird, den Herzschlag verlangsamt und einige pharmakologische Ähnlichkeiten mit Nikotin aufweist. Eine Überdosis kann ablaufen wie eine Nikotinvergiftung.

Betonie, echte
(Stachys officinalis)

Die echte Betonie ist nicht genau erforscht.

Blasentang
(Fucus vesiculosus)

Man nimmt an, dass Blasentang die Blutgerinnung hemmt. Nimmt man Blasentang zusammen mit anderen Gerinnungshemmern ein, erhöht das die Gefahr für Blutungen und Blutergüsse. Diese Pflanze birgt nicht nur für die Mutter Gefahren, sondern auch für das gestillte Kind. Blasentang sollten Sie keinesfalls verwenden!

Blutwurz, kanadische
(Sanguinaria canadensis)

Die kanadische Blutwurz stimuliert die Gebärmutter. Relativ kleine Mengen reichen außerdem, um Brechreiz zu erzeugen. Die Pflanze enthält Alkaloide, die weitere Probleme für Mutter und Kind hervorrufen können. Der regelmäßige Gebrauch oder eine Überdosis von Blutwurz kann Bauchschmerzen, Durchfall, Ohnmachtsanfälle, Lähmungen und Sehstörungen auslösen.

Buccoblätter
(Barosma betulina)

Die Verwendung von Buccoblättern wird mit Fehlgeburten in Verbindung gebracht.

Cascara sagrada
(Rhamnus purshiana)

Als extrem starkes Abführmittel kann Cascara sagrada zu Durchfall und heftigen Unterleibskrämpfen führen. Diese Pflanze sollte also nicht in großen Mengen oder über lange Zeit eingenommen werden. Manche Menschen berichten auch von Krämpfen und Durchfall, obwohl sie nur geringe Mengen zu sich genommen haben.

Chinarindenbaum, gelber
(Cinchona officinalis)

Bei übermäßiger Einnahme kann die Chinarinde giftig sein und zu Erblindung und Bewusstlosigkeit führen. Die Pflanze wird oft zur Malariabehandlung eingesetzt und sollte nur unter fachlicher Aufsicht verwendet werden.

Eberraute
(Artemisia abrotanum)

Die Eberraute ist ein Gebärmutterstimulans und kann zu Geburtsfehlern führen. Sie sollte in der Schwangerschaft nur unter professioneller Aufsicht verwendet werden.

Einhorn, falsches
(Chamaelirium luteum)

Die Wurzel des falschen Einhorns wirkt hormonell stimulierend und sollte nur unter professioneller Anleitung verwendet werden. Zur Unbedenklichkeit dieser Pflanze gibt es nur unzureichende Untersuchungen.

Eisenkraut, echtes
(Verbena officinalis)

In großen Mengen ist Eisenkraut ein Gebärmutterstimulans, doch während der Wehen kann man es in der Regel bedenkenlos einnehmen. Da es Hinweise darauf gibt, das es die Eisenaufnahme bei Säuglingen beeinträchtigen kann, sollte es nicht in der Stillzeit verwendet werden.

Engelwurz, chinesische
(Angelica polymorpha var. sinensis)

Die chinesische Engelwurz stimuliert die Gebärmutter und regt die Monatsblutung an. Sie gilt in der Schwangerschaft allerdings als bedenklich. Obwohl sie oft nach der Geburt gegeben wird, ist es nicht geraten, sie in der Stillzeit anzuwenden.

Faulbaum
(Frangus alnus)

Diese Pflanze wird oft als Abführmittel eingesetzt. Wie die meisten Pflanzen, die eine abführende Wirkung haben, gilt ihr Einsatz bei stillenden Müttern als bedenklich.

Frauenminze
(Hedeoma pulegioides)

Ärzte und Hebammen kennen die bestens dokumentierte Geschichte der Frauenminze als Gebärmutterstimulans. Als Emmenagogum regt dieses Kraut den Blutfluss im Becken und in der Gebärmutter an und löst damit möglicherweise die Monatsblutung aus. Große Mengen dieser Pflanze sollten in der Schwangerschaft vermieden werden. Auch im Hinblick auf die Nutzung des ätherischen Öls gibt es Bedenken.

Gift-Lattich
(Lactuca virosa)

Der Gift-Lattich kann eine einschläfernde Wirkung haben. Es ist nicht genau erforscht, ob er bedenklich ist oder nicht.

Ginseng

Viele Arten des Ginsengs sollten in der Schwangerschaft und während der Stillzeit nicht verwendet werden: Zu den Nebenwirkungen von Ginseng gehören Nervosität, Zittrigkeit, verstärkte Angstzustände, Schlaflosigkeit, Hautausschläge und Durchfälle.

Ginseng, amerikanischer
(Panax quinquefolius)

Es sieht so aus, als könne der amerikanische Ginseng womöglich die Muskelentwicklung in utero schädigen, weshalb er in der Schwangerschaft als bedenklich gilt.

Ginseng, koreanischer
(Panax ginseng)

Klinische Studien haben gezeigt, dass die Einnahme von koreanischem Ginseng in der Schwangerschaft die männlichen Sexualhormone überreizen kann, was im Ergebnis zu androgynen Babys führt. Wenn man ihn verwendet, dann nur für kurze Zeit.

Ginseng, sibirischer
(Eleutherococcus senticosus)

Es gilt als bedenklich und sollte vermieden werden, sibirischen Ginseng in der Schwangerschaft einzunehmen, denn er kann die Blutgerinnung stören oder eine Blutgerinnungsstörung beeinflussen. Außerdem deuten manche Untersuchungen darauf hin, dass es bei seiner Einnahme zu Geburtsfehlern kommen kann.

Pseudoginseng
(Panax notoginseng)

Der Pseudoginseng gewinnt immer mehr an Bekanntheit. Er sollte in der Schwangerschaft nicht eingenommen werden, da er zu Geburtsfehlern und wohl auch zu Fehlgeburten führen kann. Auch in der Stillzeit sollte er nicht angewendet werden.

Herbstzeitlose
(Colichicum autumnale)

Die Herbstzeitlose kann die Zellteilung schädigen und möglicherweise zu Geburtsfehlern und auch zu Missbildungen führen.

Huflattich
(Farfarae folium)

Mütter, die Huflattich konsumieren, laufen Gefahr, über die Brustmilch leberschädigende Pyrrolizidinalkaloide an ihr Kind weiterzugeben. Auch wenn dem jeweiligen Huflattichpräparat bescheinigt wird, frei von diesem Stoff zu sein, so ist es doch sicherer, die Pflanze einfach zu meiden, da es nicht genug Informationen über ihre Unbedenklichkeit gibt.

Immergrün, kleines
(Vinca minor)

Das Immergrün kann eine negative Wirkung auf den Blutdruck haben.

Kermesbeere, amerikanische
(Phytolacca decandra)

Die Pflanze kann Geburtsfehler auslösen und ist giftig. Setzt man sie falsch ein, kann das Verschlucken zu Durchfall, Atembeschwerden, Verwirrung, Übelkeit, Herzrasen, Blutdruckabfall, Erbrechen und sogar zum Tod führen.

Kreosotbusch
(Larrea tridentate)

Die Anwendung des Kreosotbuschs gilt in der Stillzeit als bedenklich, da sie zu ernsthaften Leber- und Nierenbeschwerden führen kann.

Kreuzkraut, goldenes
(Senecio aureus)

Diese Pflanze, die auch unter dem Namen Goldkreuzkraut bekannt ist, stimuliert die Gebärmutter und enthält Giftstoffe, welche die Plazentaschranke überwinden.

Kuhschelle od. Küchenschelle
(Anemone pulsatilla)

Die Küchenschelle stimuliert die Monatsblutung und findet sich oft in homöopathischen Mitteln.

Lebensbaum, abendländischer
(Thuja occidentalis)

Die Thuja ist auch als Hemlocktanne bekannt. Sie stimuliert die Gebärmutter und kann dem Fötus Schaden zufügen. Verwendet man sie ohne Anleitung, kann diese Pflanze einen Atemstillstand auslösen und tödlich sein.

Meerträubel, chinesisches
(Ephedra sinica)

Die Ephedra-Pflanze kann Probleme auslösen wie Angstzustände, Kopfschmerzen, Bluthochdruck, Herzrhythmusstörungen, Nierensteine, Übelkeit, Psychosen, Ruhelosigkeit, Schlafstörungen, Magenreizungen und Zuckungen.

Mistel
(Viscum album)

Die Mistel ist ein Gebärmutterstimulans, das möglicherweise giftige Bestandteile enthält, welche die Plazentaschranke überwinden könnten. Diese Pflanze kann schon in geringen Mengen giftig sein.

Orangenwurzel, kanadische
(Hydrastis canadensis)

Obwohl eine äußerliche Anwendung unbedenklich ist, sollte die kanadische Orangenwurzel während der Schwangerschaft nicht eingenommen werden, da sie die Gebärmutter stimuliert und verfrühte Wehen auslösen kann. Unter der Geburt ist die Einnahme jedoch unbedenklich. Die kanadische

Orangenwurzel enthält Berberin, das die Verstoffwechselung des Bilirubins beim Säugling stören kann und dadurch womöglich das Risiko einer Gelbsucht erhöht und die Leberfunktion des Babys beeinflusst.

Pestwurz
(Petasites hybridus)

Pestwurz wird gegen Migräne eingesetzt, enthält aber Stoffe, die zu Geburtsfehlern oder Leberschäden führen können.

Polei-Minze
(Mentha pulegium)

Die Polei-Minze ist ein Gebärmutterstimulans, das zu Geburtsfehlern führen kann.

Rainfarn
(Tanacetum vulgare)

Rainfarn ist ein Gebärmutterstimulans und kann zu Geburtsfehlern führen. Obwohl er in der modernen Kräuterkunde nicht häufig eingesetzt wird, kann er zum Stimulieren der Gebärmutter und gegen Würmer verwendet werden.

Rauschpfeffer
(Piper methysticum)

Der Rauschpfeffer, auch Kava oder Kava-Kava genannt, enthält chemische Substanzen, die zu tiefer Entspannung führen. Da die Auswirkungen auf den Säugling, der sie mit der Muttermilch aufnimmt, nicht bekannt sind, ist diese Pflanze während der Stillzeit nicht empfehlenswert.

Rhabarber
(Rheum rhabarborum)

Rhabarber wird oft als Abführmittel gegeben. Wie die meisten Pflanzen mit abführender Wirkung gilt er in der Stillzeit als bedenklich.

Ruprechtskraut
(Geranium robertianum)

Über das Ruprechtskraut liegen keine ausreichenden Informationen vor.

Sassafrasbaum
(Sassafras albidum)

Sassafras ist ein Gebärmutterstimulans und kann zu Geburtsfehlern führen. Außerdem ist seine Wirkung als Abtreibungsmittel und Emmenagogum belegt.

Schlüsselblume
(Primula veris)

In großen Mengen ist die Schlüsselblume ein starkes Abführmittel und ein Gebärmutterstimulans. Als solches wird sie häufiger in Europa als in den Vereinigten Staaten eingesetzt. Allgemein ist jedoch noch zu wenig über die Auswirkungen dieser Pflanze als Mittel für Schwangerschaft und Stillzeit bekannt.

Schöllkraut
(Chelidonium majus)

Schöllkraut ist ein Gebärmutterstimulans und kann somit verfrühte Wehen auslösen. In der Stillzeit ist es, äußerlich angewendet, unbedenklich.

Sternanis, echter
(illicium verum)

Der echte Sternanis könnte mit japanischem Sternanis vermischt sein, einem bekannten Nervengift. Außerdem sind negative Reaktionen bei Kindern dokumentiert.

Wacholder
(Juniperus communis)

Wacholder ist ein Gebärmutterstimulans. Obwohl manche Quellen behaupten, Wacholder könne unter der Geburt angewendet werden, würde ich in der Schwangerschaft dringend von einer Einnahme abraten. Es sind zahlreiche unbedenkliche Alternativen erhältlich.

Weinraute
(Ruta graveolens)

Die Weinraute wird bereits seit sehr langer Zeit verwendet. Sie stimuliert die Gebärmutter, regt die Monatsblutung an und ist bekannt dafür, vorzeitige Wehen auszulösen.

Wermutkraut
(Artemisia absinthium)

Das Wermutkraut ist ein Abtreibungsmittel, das auch zu Geburtsfehlern führen kann. Es sollte in der Schwangerschaft nur unter professioneller Aufsicht eingenommen werden.

Wolfsfuß, virginischer od. Wolfstrapp
(Lycopus virginicus)

Der Wolfsfuß stört die Hormonproduktion in der Hirnanhangsdrüse.

Zwiebel, weiße *(Urginea maritima)* Die weiße Zwiebel ist ein Gebärmutterstimulans und kann auch zu Geburtsfehlern führen.

Kräuter, die zum Kochen verwendet werden können

Einige der folgenden Kräuter lösen Wehen aus oder fördern Blutungen, wenn sie in großen Mengen verzehrt werden. Von ihnen können auch unerwünschte Stoffe in die Muttermilch übergehen. Zum Kochen können sie aber sehr wohl verwendet werden. Die kleinen Mengen, die davon in Körperpflegeprodukten verwendet werden, sind ebenso unbedenklich wie einige äußerliche Anwendungen.

- Echter Galgant (*Alpinia officinarum*)
- Echter Majoran (*Origanum majorana*)
- Echter Sellerie (*Apium graveolens*)
- Gemeiner Andorn (*Marrubium vulgare*)
- Kurkuma (*Curcuma longa*)
- Liebstöckel (*Levisticum officinale*)
- Myrrhe (*Commiphora myrrha*)
- Muskatnuss (*Myristica fragrans*)
- Oregano (*Origanum vulgare, Origanum onites, Origanum syriacum*)
- Paprika (*Capsicum*)
- Safran (*Crocus sativus*)
- Salbei (*Salvia officinalis*)
- Sauerampfer (*Rumex acetosa*)

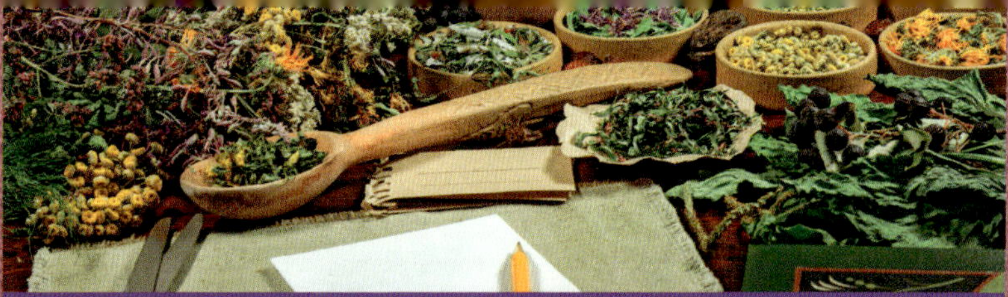

Kapitel 5 – Grundrezepte aus Aromatherapie, Kräuter- und Pflanzenheilkunde

Mittel aus der Aromatherapie und der Kräuterkunde werden nahezu überall verkauft, in Discountern, Naturkostläden, Apotheken, Supermärkten und online. Aber warum versuchen Sie nicht, Ihre Heilmittel selbst herzustellen, statt fertige Produkte zu kaufen? Sobald Sie Zutaten und Ausrüstung einmal haben, geht es eigentlich ganz leicht.

Bei den meisten selbst gemachten Mitteln der Aromatherapie handelt es sich um Körpersprays, Raumsprays, Badeöle, Massageöle, Diffusermischungen, Cremes, Lotionen, Einreibemittel und Salben. Ein Mittel aus der Aromatherapie wird immer äußerlich angewendet oder inhaliert: Ätherische Öle und daraus hergestellte Mittel sollten nie innerlich angewendet werden. Allgemeine Angaben zur Herstellung dieser Produkte finden sich im folgenden Abschnitt »Grundrezepte aus der Aromatherapie«.

Selbst gemachte Pflanzen- oder Kräuterheilmittel gibt es in Form von Abkochungen (Dekokten), Aufgüssen, Extrakten, Tinkturen, Lutschpastillen und Sirup, die alle eingenommen werden. Oder man versucht sich an Einreibemitteln, Salben, Kompressen, Umschlägen und Pflastern, die alle äußerlich angewendet werden. Allgemeine Angaben zur Herstellung dieser Mittel finden sich im Abschnitt »Grundrezepte aus der Kräuter- und Pflanzenheilkunde« ab Seite 125.

Grundlegende Rezepte

Meine Rezepte für Schwangerschaft, Geburt und Wochenbett folgen in den Kapiteln 6, 7 und 8. Ich habe sie in übersichtlicher Form aufgeschrieben, sodass sie leicht umsetzbar sind. Da viele der in diesem Kapitel vorgestellten Grundrezepte Wissen vermitteln, das ganz entscheidend für die jeweiligen Heilmittel ist, beziehe ich mich oft auch in späteren Kapiteln darauf.

Grundrezepte aus der Aromatherapie

Bevor Sie ein Mittel aus der Aromatherapie ausprobieren, lesen Sie den folgenden Abschnitt noch einmal durch, um sich mit den grundlegenden Methoden vertraut zu machen. Meine Rezepte in den Kapiteln 6, 7 und 8 sind dann detaillierter und enthalten zum Beispiel Angaben zu Art und Menge der Zutaten und zur Art der Anwendung.

Körpersprays mit ätherischen Ölen

Für ein Körperspray mischen Sie ätherische Öle mit unvergälltem Alkohol (zum Beispiel Wodka) oder Wasser in einer sauberen Flasche aus Glas oder Metall mit Sprühkopf. Als Faustformel gelten dreißig bis vierzig Tropfen ätherische Öle in einer Flasche für etwa einhundertzwanzig Milliliter Flüssigkeit, auch wenn meine Rezepte davon abweichen können. Geben Sie genug Wodka oder Wasser hinzu, um die Flasche voll zu machen. Drehen Sie den Sprühkopf auf die Flasche und schütteln Sie gründlich, damit sich die Inhaltsstoffe vermischen.

Anmerkung

Alkohole wie z. B. Wodka wirken konservierend.

Raumsprays mit ätherischen Ölen

Obwohl sie den Körpersprays ähneln, sind Raumsprays konzentrierter. Für ein Raumspray mischen Sie ätherische Öle mit unvergälltem Alkohol (zum Beispiel Wodka) oder Wasser in einer sauberen Flasche aus Glas oder Metall mit einem Sprühkopf, der sehr fein eingestellt werden kann. Als Faustformel gelten etwa vierzig Tropfen ätherische Öle in einer Flasche für etwa einhundertzwanzig bis einhundertfünfzig Milliliter Flüssigkeit, auch wenn meine Rezepte davon abweichen können. Geben Sie genug Wodka oder Wasser hinzu, um die Flasche voll zu machen. Drehen Sie den Sprühkopf auf die Flasche und schütteln Sie gründlich, damit sich die Inhaltsstoffe vermischen.

Vorsicht! Sprühen Sie ein Raumspray nie direkt auf sich.

Anmerkung Alkohole wie Wodka wirken konservierend.

Badezusätze mit ätherischen Ölen

Eine unkomplizierte Anwendung der Aromatherapie besteht darin, ätherische Öle einem Vollbad hinzuzufügen. Sie benötigen nichts weiter als einen Teelöffel oder Esslöffel voll von einem ätherischen Öl oder einer Ölmischung. Hier hat eine kleine Menge eine große Wirkung. Achten Sie darauf, das Öl oder die Ölmischung gründlich im Wasser zu verteilen.

Massageöle mit ätherischen Ölen

Massageöle werden aus einem Basisöl (siehe Kasten, Seite 32) und ätherischen Ölen hergestellt. Wenn Sie eines meiner Heilmittel herstellen, geben Sie alle Zutaten in eine saubere Glasflasche, verschließen Sie diese fest und vermischen alles durch Schwenken. Um ein Massageöl zu erhalten, fügen Sie einige Tropfen eines ätherischen Öls pro Esslöffel Basisöl hinzu. Vor Gebrauch bitte unbedingt testen. Ist das Massageöl zu stark, geben Sie mehr Basisöl hinzu, um es zu verdünnen. Ist das Massageöl zu lasch, fügen Sie ein paar Tropfen des ätherischen Öls hinzu. Nach dem Vermischen sollten alle

Massageöle in trockene, saubere Glasflaschen umgefüllt werden. Anschließend den Deckel schließen und die Flaschen an einem trockenen Ort aufbewahren.

Mischungen für Duftlampe und Diffuser

Wenn Sie eines meiner Rezepte für Duftlampen nutzen, geben Sie alle Zutaten in ein sauberes Schraubglas, schrauben Sie es fest zu und schwenken Sie es sanft, um die einzelnen Inhaltsstoffe zu vermischen. Viele der Rezepte für Massageöle in diesem Buch können auch für Duftlampen oder einen Diffuser verwendet werden, wenn man das Basisöl weglässt. Wenn Sie Ihre eigene Mischung kreieren möchten, finden Sie hier eine Auflistung beliebter ätherischer Öle, die gut zu Duftlampen passen:

- Zedernholz, Muskatellersalbei, Lavendel, römische Kamille und Tangerine können bei Stress helfen.
- Zedernholz, Muskatellersalbei, Lavendel, römische Kamille, Rosenholz, Sandelholz, Tangerine und Ylang-Ylang können bei Anspannung helfen.

Anmerkung

Ganz wichtig ist es, die Herstellerangaben zu überprüfen, wenn man ätherische Öle in einem Diffuser einsetzen will. Es sollte geklärt sein, wie viel Öl bei einem Mal ohne Bedenken in dem jeweiligen Diffuser verwendet werden darf. Die empfohlenen Mischungen in diesem Buch könnten Mengen ergeben, die zu groß sind, um sie auf einmal im Diffuser aufzubrauchen.

Cremes und Lotionen mit ätherischen Ölen

Nehmen Sie eine – vorzugsweise unparfümierte – Creme oder Lotion, die Sie gern mögen, und rühren Sie das oder die ätherischen Öle gründlich unter. Als Faustformel gelten fünfzehn bis dreißig Tropfen ätherisches Öl auf dreißig Milliliter Lotion. Meine Rezepte weichen jedoch manchmal davon ab. Testen Sie das Ergebnis vor dem ersten Gebrauch. Die

HERSTELLUNG IHRER PERSÖNLICHEN ÖLMISCHUNG

Wenn Sie eigene Ölmischungen für eine Aromatherapie herstellen wollen, dabei aber nicht eines meiner Rezepte ausprobieren möchten, beachten Sie folgende Richtlinien:

- Entscheiden Sie zunächst, welche Art Öle Ihnen nutzen könnten, indem Sie verschiedene Öle und ihre Wirkung recherchieren. Listen Sie die Ergebnisse auf, die Sie anstreben – zum Beispiel möchten Sie weniger Schmerzen haben. Listen Sie auch die weiteren gewünschten Wirkungen auf – zum Beispiel soll die Mischung stimmungsaufhellend wirken. Dann wählen Sie die Öle aus, die Ihrem Zweck am besten entsprechen.
- Nutzen Sie die Ergebnisse Ihrer Recherchen, um festzulegen, wie viele Tropfen eines jeden ätherischen Öls Sie fürs Erste benötigen.
- Geben Sie die richtige Anzahl Öltropfen in eine saubere Tropfflasche oder ein Schraubglas. Verwenden Sie dafür eine Pipette oder die Tropfvorrichtung der Ölfläschchen. Beginnen Sie mit der gleichen Anzahl Tropfen von jedem Öl, und fügen Sie bei Bedarf immer einzelne Tropfen hinzu. Fest verschließen und den Inhalt mit kreisenden Bewegungen schwenken. Nehmen Sie den Deckel ab, um Duft und Wirkung zu testen.
- Falls vorhanden, nehmen Sie Teststreifen (Papierstreifen, die man beim Parfümkauf zum Testen nimmt), um an der Mischung zu schnuppern. Geben Sie dafür einige Tropfen auf das Papier.
- Wenn Ihnen die Ölmischung so zusagt, fügen Sie das Basisöl hinzu (siehe Kasten, Seite 32).

in manchen Cremes und Lotionen enthaltenen Fette lassen die ätherischen Öle stärker hervortreten. Falls das der Fall ist, versuchen Sie, das Ganze mit etwas mehr Creme oder Lotion zu verdünnen. Bewahren Sie diese Cremes und Lotionen in einem Glas oder einer Flasche auf, die Sie sehr gut verschließen.

Einreibemittel mit ätherischen Ölen

Einreibemittel werden aus vergälltem Alkohol (etwa Wodka) oder Hamameliswasser hergestellt und mit ätherischen Ölen angereichert. Wenn Sie eines meiner Einreibemittel herstellen, geben Sie alle Zutaten in eine saubere Glasflasche, verschließen diese fest und schütteln sie gründlich. Das Einreibemittel soll gut durchziehen. Möchten Sie eine eigene Mischung herstellen, verwenden Sie einen Teelöffel ätherisches Öl (zum Beispiel Eukalyptus oder Pfefferminz) auf eine halbe Tasse Wodka und lassen das Ganze mindestens vierzehn Tage ziehen.

Achtung!

Verwenden Sie keinen Reinigungsalkohol, um Einreibemittel herzustellen, da er Haut, Augen und Schleimhäute reizen kann.

Salben mit ätherischen Ölen

Salben werden aus einem Träger- oder Basisöl (siehe Kasten Seite 32) und einem festen Wachs oder Öl, etwa Bienenwachs, Candelillawachs oder Kokosnussöl, angerührt. Für etwa zwei Tassen Salbe benötigen Sie ungefähr zwei Tassen Basisöl und drei Esslöffel Wachs sowie eine beliebige Menge Tropfen des ätherischen Öls. Meine Rezepte weichen jedoch davon ab und ergeben oft nicht diese Mengen.

Geben Sie das Basisöl und das Wachs in einen kleinen Topf, und erwärmen Sie es langsam unter stetigem Rühren, bis das ganze Wachs sich aufgelöst hat. Rühren Sie die ätherischen Öle ein. Gießen Sie die Mischung in eine saubere Glasflasche oder einen Tiegel. Testen Sie die Salbe nach dem Abkühlen. Wenn sie Ihnen zu fest vorkommt, wiederholen Sie die Prozedur und fügen noch einige Tropfen ätherisches Öl hinzu. Erscheint sie Ihnen zu weich, fügen Sie noch Wachs hinzu. Die Aufbewahrung erfolgt in einer gut verschlossenen Glasflasche oder einem Tiegel. Hier einige ätherische Öle, die gut in Salben passen:

- Bergamotte, Kamille (echte und römische), Weihrauch und Neroli können gegen Stress helfen.
- Schwarzer Pfeffer, Muskatellersalbei und römische Kamille sind gut gegen Muskelkater und Muskelschmerzen.
- Lavendel, Palmarosa und Rosenholz haben heilende Eigenschaften.

Grundrezepte aus der Kräuter- und Pflanzenheilkunde

Vor dem Ausprobieren eines Mittels aus der Kräuterkunde sollten Sie diesen Abschnitt immer noch einmal durchlesen, um sich mit den grundlegenden Methoden vertraut zu machen. In den Kapiteln 6, 7 und 8 finden Sie weitere Einzelheiten wie etwa Art und Menge der Zutaten und Anwendung.

Abkochungen aus Kräutern

Abkochungen (Dekokte) werden verwendet, um Tees oder auch Kompressen und Einreibemittel herzustellen. Als Faustformel gilt: Geben Sie einen bis zwei Esslöffel Kräuter und eine Tasse Wasser bei mittlerer Hitze in einen kleinen Topf, legen den Deckel auf und lassen das Ganze zwanzig Minuten köcheln. Nehmen Sie dann den Topf vom Herd und lassen die Abkochung zwanzig bis dreißig Minuten ziehen. (Ich lasse meine Abkochungen gerne lange ziehen – manchmal sogar mehrere Stunden lang, denn ich schlage sie für viele medizinische Zwecke und zur Stärkung vor.) Seihen Sie die Abkochung in ein sauberes, trockenes Schraubglas ab, und schließen Sie den Deckel fest. Bewahren Sie Ihre Abkochungen immer im Kühlschrank oder an einem kühlen Ort auf. Abkochungen sind nicht lange haltbar und sollten innerhalb von 48 Stunden verwendet werden.

Kräutertees und Kräuteröle

Kräutertees können Sie aus einer oder aus mehreren Pflanzen machen. Wenn Sie aus getrockneten Kräutern eine Kräutermischung herstellen wollen, die ergiebig ist und für viele Tassen reicht, geben Sie die Kräuter in ein sauberes Schraubglas und vermischen sie gründlich miteinander. Dann schrauben Sie den Deckel fest auf.

Für eine Tasse Kräutertee geben Sie einen bis zwei Teelöffel der getrockneten Kräuter (oder Kräutermischung) in eine Tasse kochendes Wasser. Lassen Sie den Tee zehn bis zwanzig Minuten ziehen. Anschließend abgießen und die Kräuter beiseite legen. In einem abgedeckten Krug hält sich der fertige Kräutertee etwa ein bis zwei Tage im Kühlschrank.

Kräuteröle

Kräuteröle sind sehr beliebt, da sie viele heilsame Stoffe in konzentrierter Form enthalten. Außerdem sind Kräuteröle sehr leicht herzustellen. Geben Sie die frischen oder getrockneten Kräuter einfach in ein sauberes, sterilisiertes Schraubglas, bedecken Sie die Kräuter mit Öl, und schrauben Sie den Deckel auf. Ich verwende am liebsten Olivenöl, obwohl Sie genauso gut Sonnenblumen- oder Traubenkernöl verwenden können, wenn Sie diese zu Hause haben. Manche Kräuterkundigen verwenden Öl und Kräuter in einem bestimmten Mengenverhältnis, aber ich fülle das Glas einfach komplett mit Kräutern und bedecke sie vollständig mit Öl. Deshalb sind meine Öle immer sehr farbintensiv. Johanniskrautöl ist zum Beispiel knallrot, Lavendelöl lila und Beinwell- oder Wegerichöl sind grasgrün.

Sind Öl und Kräuter einmal im Glas, hat man mehrere Möglichkeiten, die Mischung ziehen zu lassen. Eine Methode besteht darin, das Glas für zwei Wochen in die Sonne zu stellen und das Öl dann durch ein Mulltuch in ein sauberes, trockenes Schraubglas abzuseihen. (Um ein besonders wirksames

Kräuteröl herzustellen, wiederholen Sie die ganze Prozedur mit dem bereits hergestellten Kräuteröl und einem weiteren Glas voller frischer Kräuter.) Schrauben Sie den Deckel fest zu, und bewahren Sie das Glas an einem trockenen, kühlen Ort auf. Diese Methode eignet sich besonders für farbintensive Öle mit Hagebutten oder Johanniskraut, denn durch das lange Ziehen werden mehr Bioflavonoide und andere Aktivstoffe extrahiert.

Arbeiten mit dem Schongarer

Alternativ kann man das Glas mit den Kräutern und dem Öl in einen Schongarer mit heißem Wasser knapp unter dem Siedepunkt stellen. Das Wasser sollte bis zwei oder drei Zentimeter unter den Rand des Schraubdeckels reichen. Behalten Sie den Wasserstand im Auge, und lassen Sie ihn nicht absinken. Bei Bedarf gießen Sie kochendes Wasser nach. Nach vier Stunden nehmen Sie das Glas aus dem Schongarer. Wenn das Schraubglas so weit abgekühlt ist, dass man es anfassen kann, seihen Sie das Öl durch ein Mulltuch in ein sauberes, trockenes Schraubglas ab. Schrauben Sie den Deckel fest zu, und bewahren Sie das Glas an einem trockenen, kühlen Ort auf.
Sie können Kräuteröle auch über einem Wasserbad herstellen. Dafür stellen Sie das Gefäß mit den ölbedeckten Kräutern in einen größeren, mit Wasser gefüllten Topf. Erwärmen Sie das Ganze bei mittlerer Hitze, bis das Wasser köchelt. Falls nötig, reduzieren Sie die Hitze etwas, damit das Wasser drei Stunden lang vor sich hinköcheln kann. Zum Schluss nehmen Sie das Ganze vom Herd und lassen es abkühlen. Anschließend durch ein Mulltuch in ein sauberes Schraubglas abseihen und den Deckel fest verschließen. Werfen Sie die Kräuter weg. Für eine Extraportion Energie stellen Sie Ihr Kräuteröl eine Nacht bei Vollmond nach draußen.
Kräuteröle sind etwa zwei Jahre haltbar. Sollte sich Schimmel bilden, entsorgen Sie das Öl.

Kräuterextrakte

Ein Extrakt enthält wie eine Tinktur (siehe nächster Abschnitt) die Aktivstoffe der Kräuter in konzentrierter Form. Dafür lässt man die Kräuter über lange Zeit in Alkohol oder rein pflanzlichem Glyzerin ziehen. Glyzerin wird bei der Herstellung von Heilmitteln für Schwangere gern verwendet, da es keinen Alkohol enthält. Doch selbst wenn ein Extrakt mit Alkohol hergestellt wird, enthält eine Dosis des fertigen Extrakts nur sehr wenig Alkohol.

Anmerkung

Bei der Nutzung von Glyzerin müssen Sie getrocknete statt frischer Kräuter verwenden. Um einen Extrakt zu machen, geben Sie die getrockneten oder frischen Kräuter in ein sauberes, sterilisiertes und trockenes Schraubglas. Bedecken Sie die getrockneten Kräuter mit etwa fünf Zentimeter Alkohol (oder Glyzerin), frische Kräuter mit etwa der Hälfte. (Getrocknete Kräuter nehmen mehr Flüssigkeit auf und quellen dann.) Schrauben Sie den Deckel fest zu. Stellen Sie das Glas für einige Tage ans Tageslicht. Um die Potenz noch zu erhöhen, stellen Sie das Glas bei Vollmond eine ganze Nacht hinaus oder einen Nachmittag lang in die Sonne. (Unter Kräuterkundigen hat es Tradition, einen Kräuterextrakt am Abend vor Neumond anzusetzen und ihn bei Vollmond abzuseihen. Die Kraft des zunehmenden Mondes extrahiert die meisten Wirkstoffe aus den Kräutern.)

Stellen Sie das Glas in einen Schrank oder an einen anderen dunklen Ort, und lassen Sie den Extrakt zwei Wochen ziehen. Er wird gesättigt sein mit Pflanzenfarbe. Seihen Sie ihn durch ein Mulltuch in ein steriles Schraubglas ab. Drücken Sie die durchweichten Kräuter aus, um so viel Flüssigkeit wie möglich aus ihnen herauszupressen. Werfen Sie die Kräuter anschließend weg. Schrauben Sie den Deckel auf das Glas, und kleben Sie ein Etikett mit dem Pflanzennamen und dem Datum darauf. Jetzt ist der Extrakt einsatzbereit.

Lagern Sie Kräuterextrakte immer an einem dunklen, trockenen Ort. Extrakte mit Alkohol sind zwei bis fünf Jahre haltbar, Extrakte mit Glyzerin etwa ein bis drei Jahre.

Anmerkung

Die Begriffe »Extrakt« und »Tinktur« werden leider oft miteinander verwechselt. Die meisten Extrakte haben einen Alkoholgehalt von vierzig Prozent, wohingegen Tinkturen zwar genauso viel Alkohol enthalten können, aber nie so viele Auszüge aus der jeweiligen Pflanze.

Kräutertinkturen

Tinkturen sind eigentlich ganz leicht herzustellen. Wenn Sie aber die Bandbreite haben möchten, die viele Menschen sich in ihrem Medizinschrank wünschen, dann ist es vermutlich günstiger, fertige Tinkturen zu kaufen.

Um eine Tinktur herzustellen, geben Sie frische oder getrocknete Kräuter in ein Schraubglas mit breiter Öffnung (die Größe des Glases hängt davon ab, wie viel Tinktur Sie herstellen möchten). Ich verwende in der Regel Gläser, die etwa einen Liter fassen, und fülle sie bis fünf Zentimeter unter den Rand. Dann gießt man vierzig- bis fünfzigprozentigen Wodka, Weinbrand oder Rum an, bis die Kräuter vollständig bedeckt sind. Ich habe sogar bereits zwanzig Jahre alten irischen Whisky verwendet.

Ein Teil getrocknete Kräuter auf fünf Teile Alkohol ist ein gutes Mengenverhältnis, alternativ ein Teil frische Kräuter auf drei Teile Alkohol. Bedecken Sie die getrockneten Kräuter mit etwa fünf Zentimeter Alkohol, frische Kräuter mit etwa der Hälfte. (Getrocknete Kräuter nehmen mehr Flüssigkeit auf und quellen dann.) Schrauben Sie den Deckel fest zu. Stellen Sie das Glas an einen dunklen Ort, etwa einen Wandschrank oder eine Vorratskammer, damit die Tinktur ordentlich durchziehen kann. Schütteln Sie das Glas unbedingt jeden Tag.

Die Tinktur sollte vier bis acht Wochen stehen. Seihen Sie die Flüssigkeit danach durch ein Mulltuch in eine sterile, dunkle Glasflasche ab. Drücken Sie die durchweichten Kräuter aus, um so viel Flüssigkeit wie möglich aus ihnen herauszupressen. Werfen Sie die Kräuter anschließend weg. Verschließen Sie die Flasche, und versehen Sie sie mit Pflanzennamen und Datum. Jetzt ist die Tinktur einsatzbereit. Wenn Sie die Tinkturen in dunklen Glasflaschen aufbewahren und vor Sonnenlicht schützen, sind sie mehrere Monate bis Jahre haltbar.

Im Handel erhältliche Tinkturen sind meist mit einer Dosierempfehlung versehen. In der Regel soll man dreimal am Tag zehn bis dreißig Tropfen einnehmen. Dabei dosiert man eine Tinktur am besten in Abhängigkeit von der Schwere der Krankheit und der Stärke der jeweiligen Pflanze. Um die richtige Dosierung herauszufinden, folgen Sie den Anweisungen in meinen Rezepten, fragen Sie einen erfahrenen Kräuterkundigen oder Apotheker, oder verlassen Sie sich auf Angaben aus der Fachliteratur.

Anmerkung

Siehe Seite 128 f., Kräuterextrakte

Lutschpastillen mit Kräutern

Pastillen werden aus pulverisierten Kräutern hergestellt, die man kaufen oder aus getrockneten Kräutern gewinnen kann. Getrocknete Kräuter kann man ganz einfach in einer Kaffeemühle zermahlen.

Um Lutschpastillen zu machen, geben Sie die zermahlenen Kräuter in eine große Schüssel. Fügen Sie ein wenig Honig und etwas Wasser hinzu und verrühren Sie alles miteinander. Geben Sie beim Rühren nach und nach tropfenweise Wasser hinzu, bis die Mischung eine teigartige Konsistenz hat. Wegen des Honigs wird die Masse klebrig sein. Rollen Sie den Teig mit den Händen zu Bällchen oder Scheiben, die etwa einen bis anderthalb Zentimeter Durchmesser haben. Rollen

Sie die Bällchen in gemahlenem Carob oder gemahlener Ulmenrinde und legen Sie sie dann auf ein mit Backpapier belegtes Backblech. An einem warmen, trockenen Tag können sie das Blech auf die Küchenarbeitsplatte stellen, ansonsten kommt es bei der Mindesttemperatur in den Backofen (in einem Gasofen reicht die von der Zündflamme erzeugte Wärme). Lassen Sie die Pastillen durchtrocknen (das dauert etwa dreißig bis sechzig Minuten) und dann auskühlen. Die Pastillen können auch in einem Dörrgerät bei rund fünfundvierzig Grad Celsius für zehn bis achtundvierzig Stunden getrocknet werden. Die Trocknungszeit hängt davon ab, wie feucht der Teig ist. Ich mag das Excalibur Dörrgerät, doch man findet Dörrgeräte manchmal auch bei Discountern oder Naturkostläden und natürlich online.

Kräutersirup und Kräutersaft

Kräutersirup findet man in vielen Naturkostläden. Hinweise für Anwendung und Aufbewahrung stehen auf dem Etikett. Mein Rezept für einen Eisensirup (Seite 139) ist ein Beispiel dafür, wie man Kräuter mehrere Stunden in Wasser einkochen lässt. Der Fachmann spricht von Reduzieren. Dieser Eisensaft hält sich im Kühlschrank etwa zwei Wochen. Die meisten selbst gemachten Kräutersäfte dagegen sollten im Kühlschrank einen Monat halten. Enthält der Sirup oder Saft aber Glyzerin oder Alkohol, ist er sechs Monate haltbar. Sollte sich Schimmel bilden, entsorgen Sie den Saft.

Einreibemittel mit Kräutern

Für eines meiner bevorzugten Einreibemittel kommen etwa einhundert bis einhundertzwanzig Gramm frische oder getrocknete Pfefferminzblätter und die gleiche Menge frische oder getrocknete Eukalyptusblätter in ein Schraubglas, das fünfhundert Milliliter fasst. Bedecken Sie die Kräuter mit zwei Tassen Wodka oder Essig. Lassen Sie das Gemisch an einem trockenen Platz vierzehn Tage ziehen. Schütteln Sie den Inhalt jeden Tag zweimal. Wünschen Sie eine stärkere Potenz, geben Sie einige Tropfen ätherisches Öl hinzu, zum Beispiel Pfefferminz oder Eukalyptus.

Achtung!

Verwenden Sie keinen Reinigungsalkohol, um Einreibemittel herzustellen, da er Haut, Augen und Schleimhäute reizen kann.

Kräutersalben

Salben zu Hause herzustellen, klingt anstrengender, als es ist. Man muss nur geraspeltes Bienenwachs, Candelillawachs oder Kokosnussöl in einem Basisöl (siehe Kasten Seite 32) im Wasserbad schmelzen, Kräuteröle unterrühren und dann die Mischung in Glastiegel oder in kleine Schraubgläser gießen. Abkühlen und fest werden lassen. Testen Sie die Salbe vor der Anwendung. Ist sie zu fest, bringen Sie sie wieder zum Schmelzen und geben noch etwas Basisöl hinzu. Ist sie zu dünnflüssig, wird sie ebenfalls wieder geschmolzen und mehr geraspeltes Bienenwachs hinzugefügt. Hier eine Liste häufig verwendeter Salben:

- Ringelblumensalbe ist sanft und vielseitig. Sie hilft sehr gut bei Ekzemen, einem wunden Po bei Säuglingen und trockener, rissiger Haut.
- Beinwellsalbe kühlt entzündete Haut und hilft, Ausschläge und andere Hautreizungen zu heilen.
- Wegerichsalbe hat stark adstringierende und beruhigende Eigenschaften und lindert die Schmerzen von Wunden, Stichen und Bissen. Außerdem hilft sie, Blutungen zu stoppen.

Kräuterkompressen

Kalte Kompressen sind hilfreich bei kleineren Prellungen und anderen Wehwehchen. Eine kalte Kompresse ist schnell gemacht: Füllen Sie eine Schüssel mit kaltem Wasser, und weichen Sie ein Tuch darin ein. Wenn ich die Kompresse wirklich schnell haben will, lege ich das Tuch anschließend in einen oder mehrere Kräuterextrakte. Je nachdem, wie wirkmächtig die Kompresse werden soll, verdünne ich die Kräuterextrakte oder nicht.

Heiße Umschläge oder Wickel sind eine andere Art Kompressen, die besonders gut gegen Schmerzen und Schwellungen wirken. Sie sind auch in den Wehen sehr hilfreich.

Für eine heiße Kompresse macht man zuerst einen Kräutertee (siehe Seite 126) und gießt ihn in eine Schüssel. Dann weicht man ein Tuch darin ein, zum Beispiel eine Stoffwindel oder einen Waschlappen. Anschließend leicht ausdrücken – das Tuch sollte sehr nass, aber nicht tropfnass sein. Legen Sie den Wickel so heiß wie möglich auf. Um die Wärme zu bewahren, wickeln Sie ein angewärmtes Handtuch darum. (Dafür kann man eine Mikrowelle verwenden, die in einem Geburtshaus oder im Krankenhaus sicher zugänglich ist. Elektro- oder Gasöfen sind bei niedriger Temperatur ebenfalls geeignet.) Sie können die Kompressen wiederholt anwenden.

Kräuterwickel mit frischen Kräutern

Ein Kräuterwickel ist einer Kompresse ähnlich. Allerdings verwendet man frische Kräuter statt einen Kräutersud oder Kräutertee. Wickel oder Umschläge mit frischen Kräutern gelten als »aktiver«. Man verwendet sie, um den Kreislauf anzuregen, Schmerzen zu lindern oder über die Haut Schadstoffe aus dem Körper zu ziehen. Zu diesem Zweck müssen sie für einige Stunden am Stück getragen werden.

Um solch einen Wickel herzustellen, gibt es mehrere Möglichkeiten. Am einfachsten ist es, die frischen Kräuter mit einem Nudelholz auf einem sauberen Tuch zu zerdrücken. Dann schlägt man die Kräuter in dem Tuch ein. Legen Sie den Umschlag auf die betroffene Stelle, und umwickeln Sie ihn mit einem weiteren Tuch, damit die Körperwärme konserviert wird. Für einen dampfenden Breiumschlag zerstoßen Sie die Kräuter in einem Mörser oder pürieren sie mit dem Mixer. Erhitzen Sie den Kräuterbrei in einem Sieb über kochendem

Wasser oder in einem Dampfkochtopf. Alternativ können Sie die Kräutermasse auch mit etwas kochendem Wasser vermengen. Die Masse vom Herd nehmen und etwa zehn Minuten abkühlen lassen. Sie soll noch sehr warm sein, aber angefasst werden können. Streichen Sie den Brei so heiß wie möglich auf die Haut, und umwickeln Sie ihn mit einer Mullbinde. Ist der heiße Kräuterwickel abgekühlt, ersetzen Sie ihn umgehend durch einen weiteren.
Um einen heißen Kräuterwickel sehr schnell herzustellen, geben Sie so viele Kräuter in einen kleinen Topf, wie Sie für die betroffene Stelle benötigen. Mit etwas Wasser bedecken. Zwei Minuten aufkochen lassen. Wasser abschütten und die überschüssige Flüssigkeit aus den Kräutern drücken. Bevor Sie den Kräuterwickel auftragen, streichen Sie etwas Pflanzenöl auf die Haut, um zu verhindern, dass die Kräuter festkleben. Legen Sie die Kräuter direkt auf die eingeölte Haut. Fixieren Sie den Kräuterwickel mit einer Mullbinde oder einem Baumwolltuch, und lassen Sie ihn zwei bis drei Stunden auf der Haut. Wenn Sie den Wickel mit einem Wolltuch umwickeln, bleibt er länger warm. Wechseln Sie den Kräuterwickel, wenn er abgekühlt ist.

Kräuterpflaster

Ein Kräuterpflaster ähnelt einem Kräuterwickel, doch werden in der Regel getrocknete Kräuter verwendet. Mahlen Sie die Kräuter in einem Mixer oder einer Küchenmaschine zu Pulver, oder zerstoßen Sie sie in einem Mörser. Stellen Sie eine Paste her, indem Sie einen Esslöffel des Kräuterpulvers mit ein wenig kochendem Wasser oder heißem Apfelessig vermischen. Streichen Sie die Kräuterpaste auf ein Stück Wollstoff oder ein Mulltuch, und bedecken Sie es mit einem weiteren Stück Wollstoff oder Mulltuch. Legen Sie das Pflaster oder »Sandwich« auf die Haut. Wenn Sie frische Kräuter für Ihre

Pflaster benutzen wollen, mahlen Sie sie im Küchenmixer oder in der Küchenmaschine. Oder Sie hacken die Kräuter sehr fein oder zerdrücken sie mit der Hand.
Je nachdem, welche Kräuter Sie benutzen, können Sie die Pflaster für mehrere Stunden tragen oder sogar über Nacht. Die Zeit sollte jedoch kürzer sein, wenn Sie Kräuter nutzen, welche die Haut reizen könnten, wie Knoblauch oder Meerrettich. Kräuterpflaster helfen allgemein bei Schmerzen, bei Arthritis, Kreuzschmerzen, chronischen Verletzungen, schmerzhafter Schultersteife (Frozen-Shoulder-Syndrom), Muskelkater, Muskelzerrungen, Tennisellbogen und Ischiasbeschwerden. Nicht angewendet werden sollten Sie auf offenen Wunden, strapazierter oder gereizter Haut. Und auch bei Kindern unter zwei Jahren ist von Kräuterpflastern abzusehen.

Sitzbäder mit Kräutern

Beim Sitzbad handelt es sich um ein Teilbad, das man in der Badewanne oder einer anderen Wanne nimmt. Man sitzt dabei in warmem Wasser, das bis zu den Hüften reicht. Ein solches Bad ist immer dann wohltuend, wenn man medizinische Kräuter im Bereich zwischen Scheide und After verwenden will. Sitzt man in warmem Wasser, wird dieser Bereich besser durchblutet, was die Heilung fördert und Beschwerden lindert. Sitzbäder wurden schon in früheren Zeiten angewendet, um Hämorrhoiden, Beschwerden im Wochenbett und Schwellungen zu behandeln.
Für ein Sitzbad bringen Sie etwa vier Liter Wasser zum Kochen und fügen zwei bis drei Tassen getrocknete Kräuter hinzu. Eine halbe Stunde ziehen lassen. Lassen Sie ein paar Zentimeter warmes Wasser in eine Sitzbadewanne oder die eigentliche Badewanne und mischen Sie die Kräuter darunter. Bleiben Sie zwanzig Minuten im Wasser sitzen. Anschließend mit warmem Wasser abspülen und vorsichtig abtrocknen.

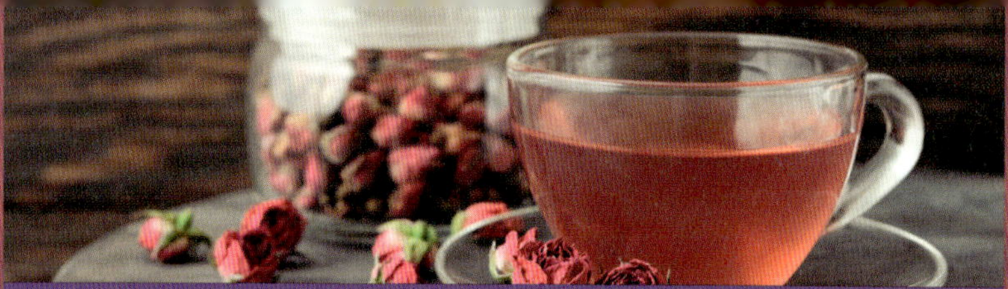

Kapitel 6 – Rezepte für die Schwangerschaft

In diesem Kapitel werden Rezepte aus der Aromatherapie sowie aus der Kräuter- und der Pflanzenkunde vorgestellt, die für die Zeit vor der Entbindung geeignet sind. Diese reicht von der Empfängnis bis zum Einsatz der Wehen. Die Begleiterscheinung einer Schwangerschaft sind in diesem Kapitel in alphabetischer Reihenfolge aufgelistet. Für die meisten werden zahlreiche Mittel vorgeschlagen. Bei all diesen Mitteln handelt es sich um spezifische Vorschläge für Schwangere. Sie gelten alle als unbedenklich für Frauen, die ein Kind erwarten.

Einige der hier aufgelisteten Begleiterscheinungen treten nicht häufig auf. Andere dagegen sind so verbreitet, dass die meisten Mütter mit ihnen zu kämpfen hatten. In Gesprächen über ihre Schwangerschaften tauschen Frauen sich gerne darüber aus. In gewisser Weise sind die gesundheitlichen Probleme in der Schwangerschaft die Stolpersteine auf dem Weg zur Mutterschaft. Die gute Neuigkeit dabei ist, dass Aromatherapie, Kräuter- und Pflanzenkunde eine willkommene Abhilfe schaffen können.

Abkürzungen:

EL = Esslöffel	gem. = gemahlen
TL = Teelöffel	getr. = getrocknet
Trpf. = Tropfen	gew. = gewürfelt
geh. = gehackt	pulv. = pulverisiert

HEILMITTELKENNTNIS

Wenn man schwanger ist oder stillt, achtet man verständlicherweise genau darauf, was man dem eigenen Körper und dem des Babys zuführt. Es ist ganz entscheidend, sich über ein Heilmittel schlauzumachen, bevor man es einnimmt, ob es nun pflanzlich ist oder nicht. Holen Sie sich professionelle Hilfe, wenn Sie möchten. Sprechen Sie über alle Heilmittel, die Sie anwenden, mit Ihrem Arzt oder Ihrer Hebamme.

Anämie

Von Anämie oder Blutarmut spricht man, wenn der Eisenwert im Blut absinkt. Das wird durch einen einfachen Blutschnelltest festgestellt. Eisen hilft den roten Blutkörperchen dabei, den Sauerstoff im Körper zu transportieren, und ist in der Schwangerschaft ein besonderes Thema, wenn der tägliche Eisenbedarf von achtzehn auf siebenundzwanzig Milligramm ansteigt. Zu den eisenreichen Pflanzen und Kräutern zählen Löwenzahnblätter, getrocknete Brennnesseln, Himbeerblätter und krauser Ampfer.

Hier eine Auflistung der Anzeichen und Symptome einer Blutarmut:

- Appetitlosigkeit
- Blässe
- blasse Nagelbetten
- blasse Schleimhaut
- brennende Zunge
- Kopfschmerzen
- Müdigkeit
- Schläfrigkeit
- Schwindel
- Übelkeit und Erbrechen
- Unwohlsein

Eisenhaltiger Tee

für etwa 8 Tassen Tee

Zutaten

- 8 Tassen Wasser
- 3 EL getr. Brennnesseln
- 2 EL getr. Himbeerblätter
- 1 EL getr. Löwenzahnblätter
- 1 EL entkernte, gew. Hagebutten

Schütten Sie das Wasser in einen Topf mittlerer Größe, und erhitzen Sie es bei mittlerer Hitze bis kurz vor dem Siedepunkt. Vom Herd nehmen und Brennnesseln, Himbeerblätter, Löwenzahnblätter und Hagebutten einrühren. Vor dem Trinken zugedeckt eine halbe Stunde ziehen lassen.

Dosierung

Trinken Sie drei bis fünf Tassen pro Tag.

Achtung!

Sicherheitshalber nicht im ersten Schwangerschaftsdrittel zu sich nehmen, siehe Seite 93!

Eisenhaltige Tinktur

für unterschiedliche Mengen

Zutaten

- 3 EL getr. Brennnesseln
- 2 EL getr. Himbeerblätter
- 1 EL getr. Löwenzahnblätter
- 1 EL entkernte, gew. Hagebutten

Folgen Sie den Vorgaben für die Herstellung von Tinkturen auf Seite 129f. Verwenden Sie genug Alkohol, um die Kräuter etwa drei bis fünf Zentimeter zu bedecken. Wenn die Kräuter den Alkohol aufsaugen, müssen Sie eventuell noch Alkohol nachgießen, damit der Flüssigkeitspegel immer drei bis fünf Zentimeter hoch über den Kräutern steht. Lassen Sie die Tinktur drei bis sechs Wochen ziehen.

Dosierung

Nehmen Sie zwei- bis dreimal pro Tag zwanzig bis dreißig Tropfen.

Zutaten

6 Tassen Wasser

ca. 15 g getr. Löwenzahnwurzeln

ca. 15 g getr. Hagebutten

ca. 15 g getr. Wurzeln vom krausen Ampfer

¾ Tasse Melasse

Eisenhaltiger Sirup

für etwa 7 Tassen

Geben Sie Wasser, Wurzeln und Hagebutten in einen Topf mittlerer Größe. Bei starker Hitze aufkochen lassen, dann runterschalten. Legen Sie den Deckel auf, und lassen Sie das Ganze etwa viereinhalb Stunden köcheln. Dabei gelegentlich umrühren.

Die Flüssigkeit in einen anderen Topf mittlerer Größe abseihen. Bei niedriger Hitze etwa ein bis zwei Stunden köcheln lassen, bis sich die Menge auf eineinhalb Tassen reduziert hat. Die Melasse unterrühren. In ein sauberes Einmachglas gießen, auf Zimmertemperatur abkühlen lassen und dann den Deckel aufsetzen. Im Kühlschrank ist der Sirup etwa zwei Wochen haltbar.

Dosierung

Nehmen Sie einen bis zwei Esslöffel pro Tag ein. Sie können den eisenhaltigen Sirup auch in Tee, Haferbrei oder einen Smoothie einrühren.

Anmerkung

Der Körper kann Eisen am besten in Verbindung mit Vitamin-C-haltigem Essen aufnehmen, zum Beispiel mit Zitrusfrüchten. Melasse ist ein dunkles, zähflüssiges Nebenerzeugnis der Zuckerraffinierung. Sie ist hochkonzentriert und nährstoffreich und enthält auch Eisen (siehe Kasten nächste Seite). Das Hinzufügen von Melasse ist eine einfache Möglichkeit, mehr Nährstoffe aufzunehmen. So kann man Melasse verwenden, um Smoothies oder andere Gerichte zu süßen. Melasse hat gegenüber Eisenpräparaten auch den Vorteil, dass sie keine Verstopfung verursacht.

NÄHRWERTANGABEN FÜR MELASSE

Zwei Teelöffel Melasse (13,67 g) haben 32 Kalorien und enthalten folgende Nährstoffe:

Nährstoff	Prozent der empfohlenen Tagesmenge
Mangan	18
Kupfer	14
Eisen	13,2
Kalzium	11,7
Kalium	9,7
Magnesium	7,3
Vitamin B_6	5

Angstzustände

Ängste treten angesichts heutiger anstrengender Lebensumstände bei Frauen immer häufiger auf. Der Begriff Angstzustand umfasst vieles, ob man nun besorgt ist, furchtsam, nervös, beklommen oder beunruhigt. Erwartet eine Frau ein Kind, können Hormone, Beschützerinstinkt sowie finanzielle und andere Erwägungen zur bevorstehenden Elternschaft Ängste auslösen. Ist ein Kind unterwegs, kann das beide Elternteile ängstigen.

Anxiolytika, also Beruhigungsmittel, sind weitverbreitet. Es liegen jedoch nur wenige Informationen darüber vor, welche Nebenwirkungen verschreibungspflichtige Medikamente, also auch Anxiolytika, für Schwangere haben. Es ist üblich, dass Frauen in der Schwangerschaft solche Anxiolytika absetzen. Die Kehrseite ist, dass diese Frauen dann noch stärkere

Ängste haben. Für viele ist das erste Schwangerschaftsdrittel dann besonders hart.
Ob nun mit oder ohne Medikamente, man kann Ängste auch durch Entspannung, Meditationen, Spaziergänge und Yoga abbauen. Man sollte versuchen, jeden Tag etwas Schönes zu machen, zum Beispiel mit Freunden zu Mittag essen.
Eine Aromatherapie kann hier besonders beruhigend wirken, sei es nun als Mischung für die Duftlampe, als Raumspray oder Badezusatz. Ihnen wird vielleicht auffallen, dass alle ätherischen Öle, die in den folgenden Rezepten gegen Angstzustände enthalten sind, aus der Familie der Zitrusfrüchte kommen. Ich schätze diese Öle, weil sie Ruhe und Sonnenschein in jeden Raum bringen. Sie haben ein warmes, fröhliches und tröstliches Aroma.
Der Genuss von Kräutertees ist wie die Aromatherapie sehr zu empfehlen. Allein der Genuss einer Tasse heißen Tees ist Anlass genug, innezuhalten und zu entspannen. Machen Sie die Teestunde zu einem gemütlichen, entspannten Ritual für sich. Setzen Sie sich, atmen Sie tief durch, nippen Sie an Ihrem Tee und genießen Sie einige Momente der Ruhe. Das kann Ihre Ängste zurückgehen lassen und Ihre Stimmung anheben.

Duftmischung gegen Angstzustände

für 20 Tropfen

Zutaten

10 Trpf. Neroliöl
5 Trpf. Bergamotteöl
5 Trpf. Ylang-Ylang-Öl

Folgen Sie den Vorgaben für die Herstellung von Mischungen für Duftlampen und Diffuser auf Seite 20ff.

Anwendung

Benutzen Sie einen Diffuser, folgen Sie den Anweisungen des Herstellers.

Raumspray Nr. 1 gegen Angstzustände

für etwa 200 ml

Zutaten

- 150 ml Wasser
- 30 ml 40-prozentiger Wodka
- 20 Trpf. Grapefruitöl
- 10 Trpf. Lavendelöl
- 10 Trpf. Ylang-Ylang-Öl

Folgen Sie den Vorgaben für die Herstellung von Raumsprays auf Seite 121.

Raumspray Nr. 2 gegen Angstzustände

für etwa 200 ml

Zutaten

- 150 ml Wasser
- 30 ml 40-prozentiger Wodka
- 10 Trpf. Mandarinenöl
- 10 Trpf. Orangenöl
- 10 Trpf. Tangerinenöl

Folgen Sie den Vorgaben für die Herstellung von Raumsprays auf Seite 121.

Beruhigendes Badeöl

für etwa 30 ml

Zutaten

- 30 ml Basisöl (s. Anmerkung)
- 5 Trpf. Sandelholzöl
- 5 Trpf. Mandarinenöl

Folgen Sie den Vorgaben für die Herstellung von Badezusätzen auf Seite 121.

Dosierung

Geben Sie einen halben Teelöffel ins Badewasser, und verteilen Sie ihn gut. In der Badewanne waschen Sie Sorgen und Stress einfach von sich ab.

Achtung!

Die Badewanne kann von dem Öl rutschig werden, also Vorsicht beim Aufstehen.

Anmerkung

Wenn ich dieses Badeöl herstelle, wähle ich ein Basisöl, das zur Jahreszeit passt. Im Winter nehme ich ein dickflüssigeres Öl wie Olivenöl oder erwärmtes Kokosnussöl, um trockene Haut geschmeidig zu machen. Im Sommer verwende ich ein leichteres Öl wie Aprikosenkernöl oder Traubenkernöl.

Beruhigungstee

für 3 Esslöffel Teekräuter

Zutaten

- 1 EL getr. Zitronenmelisse
- 1 EL getr. Brennnesseln
- 1 EL getr. Himbeerblätter

Folgen Sie den Vorgaben für die Herstellung von Kräutertees auf Seite 126.

Dosierung

Trinken Sie zwei bis drei Tassen pro Tag.

Achtung!

Dieser Tee eignet sich hervorragend für werdende Mütter, die das erste Drittel der Schwangerschaft hinter sich haben. Und im Wochenbett kann er Trost spenden.

Schneller Beruhigungstee

für etwa 1 Liter

Zutaten

- 1/4 Tasse frische, geh. Zitronenmelisse
- 1/4 Tasse getr. Grünhafer
- 1 l kochendes Wasser

Geben Sie Zitronenmelisse und Grünhafer in einen Krug, und schütten Sie das Wasser darüber. Zwanzig Minuten ziehen lassen.

Dosierung

Trinken Sie zwei bis drei Tassen pro Tag.

Anmerkung

Heiß oder kalt servieren.

Beckengürtel, schmerzender

Im Beckenbereich kann es zu Mutterbandschmerzen oder einer Symphysenlockerung kommen. Durch Schwangerschaft und Hormoneinfluss werden die Bänder im Becken gedehnt, was unangenehm ist und zu stechenden Schmerzen im Schambein und im Unterleib führen kann.
Den meisten Frauen hilft das Tragen eines Schwangerschaftsgürtels, den es bereits für wenig Geld zu kaufen gibt. Spazierengehen und Yoga können bei Schmerzen im Beckengürtel Abhilfe schaffen. Auch gelegentliches Ausruhen tut gut.
Mehrere einfache Kräuteranwendungen können bei einer Symphysenlockerung oder überdehnten Bändern Erleichterung verschaffen.
Hier einige Beispiele:

Bäder mit ätherischen Ölen Lassen Sie ein warmes Bad ein. Geben Sie einige Tropfen Lavendel-, Rosen- oder Sandelholzöl hinzu. Legen Sie sich fünfzehn bis zwanzig Minuten in die Wanne.

Kompressen Folgen Sie den Vorgaben für die Herstellung von Kompressen auf Seite 16f. und 61. Verwenden Sie Kräuter wie Lavendel, Pfefferminze, Johanniskraut, Baldrian oder Hamamelis. Bei Bedarf zur Schmerzlinderung auflegen.

Kräuteröl mit Johanniskraut Bei Schmerzen direkt auf die Haut auftragen.

Melden Sie es Ihrem Arzt oder Ihrer Hebamme, wenn die Beschwerden im Becken andauern. Suchen Sie vor allem Rat, wenn die Schmerzen in Kombination mit einem der folgenden Symptome auftreten:

- starke Krämpfe, Schmerzen und Kontraktionen oder eine Kontraktion, die nicht mehr aufhört
- Kreuzschmerzen, vor allem, wenn sie neu hinzukommen
- Vaginal-, Schmierblutungen oder veränderter Ausfluss
- Schmerzen oder Brennen beim Wasserlassen oder Blut im Urin
- Fieber oder Schüttelfrost
- Anzeichen einer Ohnmacht
- Übelkeit und Erbrechen

Massageöl für die Mutterbänder

für eine Tasse

Zutaten

1 Tasse Kräuteröl mit Johanniskraut
10 Trpf. Schwarzpfefferöl
10 Trpf. Lavendelöl

Folgen Sie den Vorgaben für die Herstellung von Massageölen auf Seite 121.

Anwendung

Vor Gebrauch schütteln. Im Beckenbereich auf die Haut auftragen.

Bluthochdruck

In der Schwangerschaft kann es zu Bluthochdruck kommen. Zum Teil kann man durch ausreichende Bewegung vorbeugen und ihn durch eine ausgewogene Ernährung kontrollieren. Es ist zum Beispiel bekannt, dass der Verzehr von Gurken, Knoblauch, frischen Brennnesseln und Zwiebeln blutdrucksenkend wirkt. Wenn es Ihnen lieber ist, können Sie auf Knoblauchkapseln ausweichen, statt frischen Knoblauch zu essen. Nach dem ersten Schwangerschaftsdrittel können verschiedene Kräutertees helfen, den hohen Blutdruck zu kontrollieren. Eine Tasse Hopfentee jeden Abend kann Ihnen helfen, besser zu schlafen und sich zu entspannen. Passionsblumentee hat dieselbe Wirkung. Auch Brennnessel- und Himbeerblättertee sind eine gute Wahl. Beide kommen in den meisten fertigen Teemischungen für Schwangere vor, weil sie den Blutdruck wirksam kontrollieren. Bei einer Präeklampsie (siehe Seite 173 ff.) leiden schwangere Frauen unter einem sehr hohen Blutdruck. Da es sich um eine schwerwiegendere Erkrankung als normaler Bluthochdruck handelt, müssen die Betroffenen medizinisch überwacht werden.

B-Streptokokken

B-Streptokokken oder Streptokokken der Gruppe B sind Bakterien, die viele Menschen im Darmtrakt haben. Die Bakterien können auch Scheide und Enddarm besiedeln, sodass sie bei der Geburt an das Kind weitergegeben werden können. Zu einer Besiedlung des Enddarms und der Scheide kommt es eher dann, wenn man sich nach dem Stuhlgang nicht sauber abwischt (wischen Sie niemals von hinten nach vorne) oder wenn man Geschlechtsverkehr hat (insbesondere wenn im Anschluss an den Analverkehr noch Vaginalverkehr erfolgt). Eine Infektionen mit B-Streptokokken stellt eine Gefahr für Mutter und Kind dar. Es kann zu einer Fehlgeburt oder einer Entzündung der Gebärmutter kommen. Auch eine Blutvergiftung, also eine Entzündung im Blut, ist eine mögliche Folge. Wenn es sich mit B-Streptokokken ansteckt, besteht für das Kind das Risiko einer Blutvergiftung, Meningitis (Hirnhautentzündung) oder Lungenentzündung. Fünf Prozent aller

Kinder, die sich damit anstecken, überleben nicht. Frühchen haben eine geringere Überlebenschance als reife Neugeborene, und die Überlebenden haben häufiger mit Spätfolgen zu kämpfen. Überlebende Kinder können ernsthafte gesundheitliche Probleme haben, vor allem die mit Meningitis. Dazu gehören zerebrale Kinderlähmung, Entwicklungsstörungen und der Verlust des Hör- oder Sehvermögens.

Da es unter Umständen nicht möglich ist, genau zu sagen, ob eine Mutter vor der Geburt B-Streptokokken hat, ist es ratsam, bereits in der Schwangerschaft Schritte zu unternehmen, um die Erkrankung einzudämmen oder ganz auszuheilen. Viele Pflanzenmittel können eine Besiedelung mit Bakterien verringern und damit auch die Wahrscheinlichkeit, sie an das Baby weiterzugeben. Hier einige wirksame Mittel, die man ausprobieren kann:

Acidophilus-Kapseln Schlucken Sie sechs bis acht Kapseln pro Tag. Außerdem können Sie die Kapseln auch aufmachen und den Inhalt direkt auf die Scheide streuen.

Echinacea-Tinktur Verwenden Sie Echinacea-Tinktur in den letzten beiden Wochen der Schwangerschaft, also von der neununddreißigsten Woche an. Nehmen Sie dreimal am Tag zwei Milliliter.

Knoblauch essen Verzehren Sie jeden Tag drei bis vier rohe Knoblauchzehen. Zerdrücken Sie den Knoblauch etwas, bevor Sie ihn zusammen mit einer Zitrusfrucht essen, denn Knoblauch ist in Kombination mit Vitamin C am wirksamsten.

Knoblauch-Zäpfchen Führen Sie pro Tag ein oder zwei geschälte, angestoßene Knoblauchzehen in die Scheide ein. Um eine Knoblauchzehe anzustoßen, legen Sie sie ungeschält auf die saubere

Küchenarbeitsplatte und rollen Sie Ihre Hand darüber. Oder Sie führen die Knoblauchzehe ab und zu vor dem Schlafengehen ein, zum Beispiel jede dritte Nacht. Behalten Sie dieses Ritual bis zur Entbindung bei.

Baden in Lavendel- od. Teebaumöl	In Anbetracht ihrer herausragenden antibakteriellen Eigenschaften wirken diese Öle im Badewasser nicht nur entspannend, sondern auch lindernd bei Beschwerden. Für ein Vollbad nehmen Sie zehn Tropfen Lavendel- oder Teebaumöl oder auch beide.
Brunnenkresseblüten	Genießen Sie den pfeffrigen Geschmack dieser essbaren Blüten, der manchmal mit dem von Radieschen verglichen wird. Mischen Sie die Blüten unter Salate oder in Suppen.
Probiotika	Streuen Sie den Inhalt eines Tütchens mit probiotischem Pulver direkt auf die Scheide. Oder Sie führen eine probiotische Kapsel vor dem Schlafengehen direkt in die Scheide ein, damit sie sich über Nacht auflöst.
Reishitee	Der Reishi ist ein Pilz, der für seine heilsamen Eigenschaften bekannt ist. Man kann Reishitee aus frischen Pilzen herstellen oder getrocknete Pilze fertig in Teebeuteln kaufen. Oft findet man Reishitee in Naturkostläden. Trinken Sie den Tee während der ganzen Schwangerschaft.
Shiitake	Wie alle Pilze gilt auch der Shiitake gleichzeitig als Kraut und als Lebensmittel. Er enthält antivirale und antibakterielle Wirkstoffe und soll das Immunsystem stärken.
Vitamin-C-haltige Kräuter	Reichern Sie Ihre Ernährung mit nährstoffreichen Ingredienzen wie Koriander, Hibiskus und Hagebutten an.

Joghurt und Kefir

Fermentierte Milchprodukte wie Joghurt und Kefir, die Probiotika enthalten, finden sich in jedem Supermarkt. Verzehren Sie sie pur oder rühren Sie gesunde Kräuter hinein, um Dips und Soßen herzustellen. Häufig verwendet man dafür Koriander, Knoblauch oder Minze.

Zutaten

- 4 Tassen Wasser
- 8 EL frischer Lavendel
- 8 EL frischer Rosmarin
- 1 Trpf. Rosmarinöl
- 4 Tampons

Tampon-Rezept Nr. 1 für B-Streptokokken

für 4 Tampons

Erhitzen Sei das Wasser bei starker Hitze in einem Topf mittlerer Größe, bis es sprudelnd kocht. Geben Sie Lavendel und Rosmarin in ein Schraubglas, und übergießen Sie die Kräuter mit dem kochenden Wasser. Das Ganze gut abkühlen lassen. Mischen Sie das Rosmarinöl unter. Legen Sie die Tampons eine Stunde in die Flüssigkeit, damit sie sich vollsaugen können.

Anwendung

Führen Sie einen Tampon in die Scheide ein, wo Sie ihn drei Stunden lassen. Entfernen Sie den Tampon. Warten Sie eine Stunde und führen Sie den zweiten Tampon ein. Bewahren Sie die beiden anderen Tampons in einem Behältnis im Kühlschrank auf und wiederholen Sie die Prozedur am nächsten Tag.

Hinweis!

Verwenden Sie die überschüssige Flüssigkeit, um Scheide und After damit abzuwischen. Legen Sie dafür acht bis zehn gefaltete Papiertücher in ein quadratisches Behältnis aus Plastik. Mit der Flüssigkeit bedecken. Verwenden Sie die Tücher nach jedem Stuhlgang zum Abwischen. Bewahren Sie die verschlossene Tücherbox nicht länger als vier Tage im Kühlschrank auf.

Tampon-Rezept Nr. 2 für B-Streptokokken

für 4 Tampons

Zutaten

- 1 Tasse Vogelmieretee
- 2 EL Thymiantinktur
- 2 EL Usnea-Tinktur
- 3 Trpf. Lavendelöl
- 4 Tampons

Geben Sie Vogelmieretee, Thymiantinktur, Usnea-Tinktur und Lavendelöl in ein großes Schraubglas. Umrühren. Legen Sie die Tampons eine Stunde in die Flüssigkeit, damit sie sich vollsaugen können.

Anwendung

Anwendung wie im Tampon-Rezept Nr. 1 beschrieben.

Zäpfchen gegen B-Streptokokken

für 36 Zäpfchen

Zutaten

- 1 Tasse Kokosnuss- oder Sheabutter
- ½ Tasse Kokosnussöl
- 2 EL Kräuteröl mit Ringelblume
- 1 EL Kräuteröl mit Wegerich
- ½ TL Lavendelöl
- ½ TL Teebaumöl
- ½ TL Sandelholzöl
- 4 EL pulv. Wegerichblätter
- 2 EL Hydrastiswurzelpulver
- ¼ TL pulv., getr. Thymian

Kokosnussbutter und Kokosnussöl in einem kleinen Topf bei schwacher Hitze schmelzen lassen. Vom Herd nehmen. Die Kräuteröle mit Ringelblume und Wegerich unterrühren. Dann Lavendel-, Teebaum- und Sandelholzöl sowie Wegerichblätter, Hydrastiswurzel und Thymian hinzufügen. Alles gut miteinander vermischen. In einen Eiswürfelbehälter für achtzehn Eiswürfel füllen und gefrieren lassen. Anschließend im Kühlschrank lagern.

Anwendung

Vor der Anwendung der Länge nach halbieren. Sieben Nächte in Folge je ein Zäpfchen in die Scheide einführen. Bei Bedarf wiederholen.

Hinweis!

Das Zäpfchen wird nachts schmelzen. Sie können eine Slipeinlage tragen oder ein Handtuch unterlegen.

Tinktur zur Stärkung des Immunsystems

für unterschiedliche Mengen

Zutaten

- 1 Teil Echinacea-Wurzel
- 1 Teil getr. Brennnesseln
- 1 Teil getr. Pfefferminzblätter
- ½ Teil getr. Hagebutten

Folgen Sie den Vorgaben für die Herstellung von Tinkturen auf Seite 129 f.

Dosierung

Nehmen Sie zehn Tage lang zweimal pro Tag je zwanzig Tropfen ein. Anschließend zwei Tage Pause einlegen. Wiederholen Sie die Behandlung so oft Sie möchten, bis die Wehen einsetzen.

Erbrechen, übermäßiges (Hyperemesis gravidarum)

Etwa siebzig bis achtzig Prozent aller Frauen haben in der Schwangerschaft mit Morgenübelkeit zu kämpfen. Viel weniger Frauen dagegen leiden unter der weitaus ernsthafteren Hyperemesis gravidarum, zu der übermäßiges Erbrechen, schlimme Übelkeit, Gewichtsverlust, Dehydrierung und Gleichgewichtsstörungen gehören. Man sollte sie nie als »harmlose Morgenübelkeit« abtun, denn die Hyperemesis gravidarum kann einen Krankenhausaufenthalt und Infusionen erforderlich machen, um den Flüssigkeitsverlust auszugleichen.

Es gibt einige wichtige Unterschiede zwischen harmloser Morgenübelkeit und Hyperemesis gravidarum. Zur Morgenübelkeit gehört neben dem Unwohlsein gelegentliches Erbrechen. In der Regel lässt die Übelkeit nach der zwölften Schwangerschaftswoche nach. Wenn man von Morgenübelkeit betroffen ist, kann man etwas Essen bei sich behalten und dehydriert aller Voraussicht nach nicht. Hyperemesis gravidarum jedoch führt zu schwerem und möglicherweise so heftigem Erbrechen, dass man nichts bei sich behalten kann. Das führt schnell zur Dehydrierung. Außerdem lässt die Übelkeit auch mit fortschreitender Schwangerschaft nicht nach.

Hier eine Auflistung der Symptome und Anzeichen von Hyperemesis gravidarum:

- ernsthaftes Erbrechen und starke Übelkeit
- geringe Urinproduktion und verminderter Harndrang
- Dehydrierung (kann zu Kopfschmerzen, Verwirrung und Bewusstlosigkeit führen)
- rasanter Gewichtsverlust (fünf Prozent oder mehr des Ausgangsgewichts vor der Schwangerschaft)
- extreme Müdigkeit
- Gelbsucht (das Weiße der Augen und die Haut färben sich gelblich)
- faltige Haut (aufgrund der Dehydrierung)
- niedriger Blutdruck
- Appetitlosigkeit
- erhöhte Herzfrequenz
- sekundäre Depression, Angstzustände oder beides

In der Regel tritt Hyperemesis gravidarum vermehrt bei Frauen auf, die zum ersten Mal schwanger sind, Untergewicht oder extremes Übergewicht haben, an gastroösophagealem Reflux leiden, mit niedrigem Blutdruck kämpfen oder an einer Angststörung leiden. Am häufigsten habe ich es bei Frauen erlebt, die leicht untergewichtig und zum ersten Mal schwanger sind.

Da Dehydrierung und ein gestörter Elektrolythaushalt Anlass zu Besorgnis sind, können Kräuterzubereitungen wie eine Brühe oder ein Tee eine gute Hilfe sein, um sich genug Flüssigkeit im Körper zu bewahren. In manchen Fällen ist das Legen einer Infusion jedoch unvermeidbar. Auch andere Mittel können helfen, die Übelkeit zu verringern:

Cannabis
Falls die Verwendung von Marihuana aus medizinischen Gründen dort, wo Sie leben, vom Gesetz her erlaubt ist, sprechen Sie mit Ihrem Arzt über die Möglichkeit, es als Tinktur oder in einer anderen Form zu verwenden, um die Übelkeit zu bekämpfen.

Ingwer
Ingwer kann Übelkeit vorbeugen, ob Sie ihn nun als Tee trinken, ihn kauen oder ihn als Pastille lutschen. Für einen Tee verwenden Sie in etwa eine Scheibe frischen Ingwer auf eine Tasse kochendes Wasser. Oder verwenden Sie Ingwer-Beuteltee.

Pfirsichblättertee
Pfirsichblättertee kann gegen Übelkeit helfen und ist lose oder als Beuteltee erhältlich.

Teemischung Nr. 1 gegen Übelkeit

für 1 ½ Tassen Teekräuter

Zutaten

- ½ Tasse getr. Zitronenmelisse
- ½ Tasse getr. Brennnesselblätter
- ½ Tasse getr. Pfefferminzblätter

Folgen Sie den Vorgaben für die Herstellung von Kräutertees auf Seite 126.

Dosierung

Über den Tag verteilt schluckweise trinken, um der Übelkeit vorzubeugen.

Teemischung Nr. 2 gegen Übelkeit

für 4 Tassen Tee

Zutaten

- 4 Tassen Wasser
- 1 EL frische, geh. Orangenschale
- 1 TL frischer, geh. Ingwer
- 1 TL getr. Zitronenmelisse

Bringen Sie das Wasser bei starker Hitze in einem Topf mittlerer Größe zum Kochen. Rühren Sie Orangenschale, Ingwer und Zitronenmelisse ein. Herunterschalten und bei schwacher Hitze fünf Minuten köcheln lassen. Vom Herd nehmen und bei geschlossenem Deckel zwanzig Minuten ziehen lassen.

Dosierung

Trinken Sie zwei bis drei Tassen pro Tag.

Elektrolytgetränk

für 4 ½ Tassen

Zutaten

- etwa 1 l Wasser
- ¼ Tasse frisch gebrühter Brennnessel- oder Zitronenmelisse-Tee
- 1 EL Ahornsirup Grad C oder Melasse
- ¼ TL Kalzium-Magnesium-Pulver
- ¼ TL Meersalz

Alle Zutaten in einen Mixer geben und eine Minute lang pürieren. Im Kühlschrank aufbewahren.

Dosierung

Trinken Sie zwei bis drei Tassen pro Tag. Falls Ihr Arzt oder Ihre Hebamme dazu raten, können Sie auch bis zu fünf oder sechs Tassen trinken. Sie können dieses Rezept auch zu Eis am Stiel verarbeiten oder das Püree mit frisch gepresstem Saft mischen.

Anmerkung

Keltisches Meersalz, Fleur de sel und Himalayasalz sind beim Kauf von Meersalz eine gute Wahl.

Nahrhafte Brühe

für 8 Tassen

Zutaten

8 Tassen Wasser

1 Moschus- oder Eichelkürbis, geh.

2 Tassen Grün- oder Blattkohl, geh.

2 Tassen grob geh., frische, junge Brennnesselblätter oder 1/4 Tasse getr. Brennnesseln

6 Stängel Sellerie

4 Karotten, halbiert

1 Zwiebel, halbiert

4 bis 6 Scheiben getr. Reishi (etwa 1 cm dick)

1 Stück frischer Ingwer (etwa 1 cm)

Meersalz

Geben Sie alles in einen großen Suppentopf und erhitzen Sie die Mischung bei mittlerer Hitze, bis sie anfängt, zu kochen. Dann herunterschalten, den Deckel auflegen und bei schwacher Hitze drei Stunden köcheln lassen. Bei Bedarf können Sie Wasser nachgießen, damit das Gemüse immer mit Wasser bedeckt ist. Anschließend die Brühe in einen anderen Topf abseihen. Nach Geschmack salzen.

Anwendung

Über den Tag verteilt immer wieder einen Schluck nehmen.

Anmerkung

Um einen Vorrat anzulegen, können Sie die Brühe in Eiswürfelbehälter gießen und einfrieren. Bei Bedarf einen Würfel auftauen.

Fruchtwasserstand, niedriger

Mütter, die dehydriert sind, können zu wenig Fruchtwasser haben. In diesem Fall sollten Sie als Erstes mehr Wasser trinken. Wenn das nichts bringt, können alternativ Infusionen gegeben werden. Neben viel Wasser können werdende Mütter auch einen Fruchtwasser-Booster (Rezept siehe Seite 156) trinken, damit wieder mehr Fruchtwasser gebildet wird.

Zutaten

4 Liter Wasser

½ Tasse frische Zitronenmelisse

½ Tasse getr. Hagebutten

Fruchtwasser-Booster

für 4 Liter Tee

Folgen Sie den Vorgaben für die Herstellung von Kräutertees auf Seite 126.

Dosierung

Trinken Sie zwei bis drei Tassen pro Tag.

Hämorrhoiden

Hämorrhoiden sind geschwollene Venen im Analkanal. Bei manchen Frauen kann es während der sechs letzten Monate der Schwangerschaft zu Hämorrhoiden kommen. Dann ist der Druck auf die Blutgefäße im Becken erhöht. Hämorrhoiden sind ein verbreitetes Problem und können schmerzhaft und lästig sein. Meist sind sie jedoch nichts Ernsthaftes und können häufig mit Kräutern behandelt werden. Hilfreich sind hier Vogelmiere, Hirtentäschel, grüne Minze und Hamamelis (siehe Hamamelisextrakt Seite 158).
Hier einige nützliche Kräuterzubereitungen zur äußerlichen Anwendung:

Kompressen

Tee, Extrakte oder Tinkturen, die mit den folgenden Kräutern hergestellt werden, können für kalte Kompressen verwendet werden (Herstellung siehe Seite 16 f., 61): Petersilie, Wegerichblätter, Salbei, Hirtentäschel, Johanniskraut und Hamamelis. Auf den betroffenen Bereich legen.

Balsam

Frei verkäuflicher Balsam oder selbst gemachte Salben (Herstellung siehe Seite 124, 132) mit folgenden Kräutern können bei Hämorrhoiden Linderung verschaffen: Beinwell, Pfingstrosenwurzel, Hamamelis und Schafgarbe. Im betroffenen Bereich auftragen.

Slipeinlagen

Um die äußeren Hämorrhoiden zu behandeln, legen Sie eine Slipeinlage oder ein Tuch in eine oder zwei der folgenden Teezubereitungen (Herstellung siehe Seite 126) oder Tinkturen (Herstellung siehe Seite 129f.): Petersilie, Wegerichblätter, Salbei, Hirtentäschel, Johanniskraut oder Hamamelis. Legen Sie die Slipeinlage oder das Tuch auf den betroffenen Bereich, und ziehen Sie eine Unterhose aus Baumwolle an, damit nichts verrutscht. Machen Sie das nachts zum Schlafen oder dann, wenn Sie sich nicht viel bewegen, zum Beispiel beim Fernsehen oder Lesen.

Feuchttücher mit Hamamelis

Ein klassisches Mittel gegen Hämorrhoiden oder verquollene Augen und Schwellungen. Dafür befeuchtet man ein weiches Flanelltuch mit Hamamelis und verwendet es zum Abwischen. Alternativ kann man auch Wattepads aus dem Drogeriemarkt in ein kleines Plastikbehältnis legen und mit Hamamelis anfeuchten.

Schafgarbe

Als Adstringens bewirkt Schafgarbe, dass die Hämorrhoiden sich zusammenziehen. Sie ist als Kompresse (Herstellung siehe Seite 16f., 61) genauso wohltuend wie in einem Sitzbad (Herstellung siehe Seite 135). Die besten Ergebnisse erzielen Sie in Kombination mit Beinwell und Hamamelis.

Hamamelisextrakt

für etwa 2 Tassen

Zutaten

- 1 Tasse getr. Hamamelisblätter
- 1 Tasse 40-prozentiger Wodka oder Rum
- 1 Tasse Wasser
- 5 bis 10 Tropfen Zypressenöl (optional)

Geben Sie die Hamamelisblätter in ein Schraubglas, und bedecken Sie sie mit dem Wodka und dem Wasser. Deckel fest zuschrauben. Vier Wochen ziehen lassen. Abseihen und in eine saubere Flasche füllen. Je nach Wunsch nun das Zypressenöl hinzufügen. Deckel aufsetzen und fest verschließen.

Hämorrhoidensalbe

für 2 Tassen

Zutaten

- 1 Tasse zerkrümeltes Bienenwachs (s. Anmerkung)
- ½ Tasse Kräuteröl mit Johanniskraut
- ¼ Tasse Kräuteröl mit Ringelblume
- ¼ Tasse Rosskastanienextrakt

Folgen Sie den Vorgaben für die Herstellung von Salben auf Seite 124 und 132.

Anwendung

Bei Bedarf auf die betroffenen Stellen auftragen.

Anmerkung

Anstelle von Bienenwachs können Sie auch Candelillawachs oder Kokosnussöl verwenden.

Hämorrhoidenbalsam

für 1 ½ Tassen

Zutaten

- ¼ Tasse Kräuteröl mit Beinwell
- ¼ Tasse Kräuteröl mit Petersilie
- ¼ Tasse Kräuteröl mit Johanniskraut
- ¼ Tasse Kräuteröl mit Schafgarbe (siehe Anmerkung)
- etwa 15 bis 20 g zerkrümeltes Bienenwachs

Erwärmen Sie die Kräuteröle in einem Topf mittlerer Größe bei sehr niedriger Hitze. Rühren Sie langsam das Bienenwachs ein, bis es schmilzt. Bewahren Sie den Balsam in einem Behältnis mit großer Öffnung, das fest verschlossen werden kann.

Anwendung

Bei Bedarf auf die betroffenen Stellen auftragen.

Anmerkung

Folgen Sie den Vorgaben für die Herstellung von Kräuterölen auf Seite 126 f. Dieser Balsam ist dünnflüssiger und weicher als eine Salbe. Achten Sie darauf, auch wirklich Kräuteröl mit Schafgarbe zu verwenden, und nicht das ätherische Öl der Schafgarbe, das in der Schwangerschaft nicht verwendet werden sollte.

Hautpilz

Pilzinfektionen werden in der Regel durch die Spezies *Candida albicans* ausgelöst und befallen meist Genitalbereich, Hautfalten und Achselhöhlen. Scheidenpilze treten in der Schwangerschaft sehr häufig auf, vielleicht häufiger als zu anderen Zeiten.

Um die Pilzinfektion loszuwerden, muss man die üblichen Auslöser meiden. Ganz entscheidend ist es, den Zuckerkonsum zu reduzieren. Auch Knoblauch und probiotische sowie fermentierte Lebensmittel können hilfreich sein. Antibiotika,

ein infizierter Partner oder mangelnde Körperhygiene sind weitere Auslöser für Pilzinfektionen, genau wie ein nicht eingestellter Diabetes oder ein geschwächtes Immunsystem.
Ein Scheidenpilz tritt leichter auf, wenn sich die Zusammensetzung des Scheidenmilieus ändert. Gründe dafür sind Intimspülungen, eine zu trockene Scheide beim Geschlechtsverkehr und zu viel Geschlechtsverkehr in kurzer Zeit, ohne dazwischen zu duschen.

Kompresse gegen Hautpilz

für eine Kompresse

Zutaten

- 1 Tasse Wasser
- 1 TL Lapachorinde, ganz oder gem.
- 20 Trpf. Teebaumöl

Folgen Sie den Vorgaben für die Herstellung von Kompressen auf Seite 16f. und 61.

Anwendung

Auf den betroffenen Bereich legen.

Pilz-Puder

für etwa 4 Esslöffel

Zutaten

- 4 EL Acidophilus-Pulver
- 1 TL gem. Lapachorinde

Die Zutaten in ein Schraubglas geben.

Anwendung

Vor Gebrauch gründlich schütteln. Den betroffenen Bereich damit bestäuben.

Variante

Geben Sie fünf Tropfen Teebaumöl hinzu.

Haut, trockene

Trockene Haut kann viele Ursachen haben, auch die Ernährung und das Wetter. In der Schwangerschaft können hormonelle Schwankungen trockene Haut verursachen. Manch eine Schwangere reagiert außerdem besonders empfindlich auf Chemikalien, die an ihre Haut kommen, wie Seife, Waschpulver oder parfümierte Kosmetika. Auch ein Hautpilz kann trockene Haut verursachen und zu juckenden Stellen an Achselhöhlen, Füßen, Hautfalten und Scheide führen.

Eine Ernährungsumstellung kann bei trockener Haut Abhilfe schaffen. Man sollte fettreiche Früchte und Öle wie Avocado, Kokosnussöl, Olivenöl, Kürbiskernöl und Sesamöl in den Speiseplan aufnehmen. Die Öle kann man über Salate und Gemüse träufeln oder sie in Smoothies rühren. Achten Sie auch darauf, jede Menge Obst und Gemüse in kräftigen Farben zu essen. Sie sollten Teil einer jeden Mahlzeit sein. (Im Idealfall türmen sich auf Ihrem Teller bei jeder Mahlzeit Obst und Gemüse.) Niacin-haltige Lebensmittel wie Eier oder Nüsse sind ebenfalls von Vorteil.

Salben bieten einen guten Schutz für trockene Haut, denn sie dienen als Schranke gegen Umwelteinflüsse. Auch Kräuteröle, Massageöle und »Badetees« können hilfreich sein. Zu den Pflegekräutern für trockene Haut gehören Aloe vera, Ringelblume, Vogelmiere, Beinwell, Kamille und Wegerich. Aus Vogelmiere lassen sich beispielsweise ganz hervorragende Massageöle und Salben herstellen. Zu den ätherischen Ölen, die gut für trockene, spröde Haut sind und zu einem Bad, einem Massageöl oder einer Salbe hinzugefügt werden können, gehören Lavendel, Hagebutte und Sandelholz.

Kräuteröl für trockene Haut

für unterschiedliche Mengen

Zutaten

- 1 Teil getr. Ringelblumen
- 1 Teil getr. Beinwellblätter
- 1 Teil getr. Wegerichblätter
- 1 Teil getr. Johanniskraut

Folgen Sie den Vorgaben für die Herstellung von Kräuterölen auf Seite 126 f.

Anwendung

Vor Gebrauch gründlich schütteln. Bei Bedarf auf die trockene Haut streichen.

Badetee für trockene Haut

für ein Vollbad

Zutaten

- 3 Tassen getr. Kamillenblüten
- 1 Tasse getr. Ringelblumen
- 1 Tasse frische Vogelmiere (s. Anmerkung)
- 1 EL Kokosnussöl

Geben Sie Kamillenblüten, Ringelblumen und Vogelmiere in eine extragroße Schüssel. Bringen Sie Wasser im Wasserkocher oder Teekessel zum Kochen. Über die Kräutermischung gießen und ziehen lassen, während Sie noch einmal Wasser erhitzen. Auch dieses Wasser hinzufügen und zwanzig Minuten ziehen lassen. Durch ein feinmaschiges Küchensieb in eine andere Schüssel abgießen und die Kräuter erneut mit kochendem Wasser übergießen, bis Sie mindestens vier Liter Badetee haben. Geben Sie das Kokosnussöl hinzu, und rühren Sie, bis es sich aufgelöst hat.

Dosierung

Lassen Sie ein Bad ein, und fügen Sie den Badetee hinzu.

Anwendung

Verwenden Sie für dieses Rezept ausschließlich frische Vogelmiere. Steht keine zur Verfügung, lassen Sie sie besser einfach weg.

Herpes

Eine Herpeserkrankung in der Schwangerschaft kann viele Komplikationen auslösen. Ein akuter Herpes kann zum Beispiel ein gerechtfertigter Grund für einen Kaiserschnitt sein, um der Gesundheit von Mutter und Kind willen. Einige Kräuter können jedoch einem Herpesausbruch wirksam vorbeugen. Dazu gehören nervenstärkende Kräuter wie Zitronenmelisse und Passionsblume und antivirale Mittel wie Schwarznuss und Knoblauch.

Ich habe viele Frauen erlebt, die einem Herpesausbruch um den Geburtstermin herum vorgebeugt haben, indem sie einfach Zitronenmelissetee äußerlich und innerlich angewendet haben. Zitronenmelisse unterstützt nicht nur das Nervensystem, sondern wirkt auch antiviral. Als antivirales Mittel kann Zitronenmelisse einen Ausbruch vorübergehend verhindern, als nervenstärkendes Mittel kann sie das Stressniveau senken, das bei manchen Frauen einen Ausbruch triggert. Zitronenmelisse kann als wohltuender Tee, als Kompresse, in einem Kräuteröl oder in einem Balsam angewendet werden. All diese Mittel können Sie äußerlich anwenden, sobald Sie das für die Herpesbläschen typische »Kribbeln« spüren.

Ischiasbeschwerden

Ischiasbeschwerden äußern sich als Schmerzen, Schwäche, Taubheitsgefühl oder Kribbeln in den Beinen. Die Beschwerden nehmen ihren Ausgang im Gesäß und strahlen seitwärts oder nach unten aus, wenn der Ischiasnerv verletzt oder eingezwängt ist. Das kann durch Wasserretention und

Gewichtszunahme während der Schwangerschaft der Fall sein. Eine Massage der Gesäßbacken und der umgebenden Muskeln kann den Druck auf den Nerv verringern, genau wie leichte Dehnübungen.
Mittel gegen Ischiasbeschwerden können äußerlich oder innerlich angewendet werden. Hier einige zum Ausprobieren:

Arnika Obwohl die Verwendung von Arnikaöl in der Schwangerschaft bedenklich ist, können Cremes, Gels oder Einreibemittel mit Arnika verwendet werden. Auch ein Kräuteröl (siehe Seite 126 f.) mit Arnikablüten kann auf die betroffenen Stellen aufgetragen werden.

Einreibungen Hier sind selbst gemachte oder fertig gekaufte Einreibemittel mit Pfefferminze oder Baldrian eine gute Wahl. Auf die betroffenen Stellen auftragen.

Massageöle Selbst gemachte oder fertig gekaufte Massageöle mit Immortelle oder römischer Kamille können Abhilfe schaffen. Das Öl in die Haut einreiben.

Johanniskraut Tragen Sie Kräuteröl mit Johanniskraut auf die betroffenen Stellen auf. Ergänzend dazu trinken Sie Johanniskrauttee.

Kurkuma Kräuteröl mit Kurkuma auf die betroffenen Stellen auftragen. Außerdem Kurkuma als Gewürz und Getränkezutat verwenden, um von ihrer entzündungshemmenden Wirkung zu profitieren.

Schmerzlindernde Ölmischung

für 2 Esslöffel

Zutaten

2 EL Kräuteröl mit Johanniskraut

10 Trpf. Lavendelöl

10 Trpf. Kamillenöl (römische Kamille)

Folgen Sie den Vorgaben für die Herstellung von Massageölen auf Seite 121.

Anwendung

Geben Sie das Öl auf ein quadratisches Tuch, auf eine Mullbinde oder einen Waschlappen, und legen Sie das Stück Stoff auf die betroffene Stelle. Oder verwenden Sie die Ölmischung einfach als Massageöl.

Variante

Verwenden Sie Johanniskrauttee statt des Kräuteröls mit Johanniskraut und stellen Sie eine Kompresse her. Folgen Sie den Vorgaben für die Herstellung von Kompressen, die Sie auf Seite 16f. und 61 finden.

Karpaltunnel-Syndrom

Wussten Sie, dass bei Schwangeren das Karpaltunnel-Syndrom leichter auftritt? Die Ursache dafür kann eine vermehrte Wasseransammlung sein, die auf den Medianusnerv drückt. Das Karpaltunnel-Syndrom als Begleiterscheinung einer Schwangerschaft verschwindet meist nach der Geburt von selbst wieder.

Eine verbreitete und wirksame Lösung, um Beschwerden zu lindern und das Handgelenk zu stützen, besteht im Tragen einer stabilen Schiene, die man in Apotheken und im Fachhandel (zum Beispiel im Sanitätshaus) erhält. Bevor Sie eine Schiene kaufen, fragen Sie Ihren Arzt, welches Modell er empfiehlt, und lassen Sie Ihre Hand ausmessen.

Kräuterheilmittel für den Karpaltunnel

Abhilfe beim Karpaltunnel-Syndrom können frei verkäufliche Mittel zur äußeren Anwendung verschaffen oder Kräutertees und andere Getränke mit leicht harntreibender Wirkung. Sie helfen dem Körper, die überflüssigen Wasseransammlungen auszuscheiden. Man muss nicht lange suchen, um die meisten der folgenden Mittel zu finden:

Arnikasalbe od. Arnikagel Obwohl Arnika-Öl in der Schwangerschaft als bedenklich gilt, können Salben und Gels mit Arnikablüten verwendet werden. Sie können auf Handgelenk, Unterarm und andere schmerzende Stellen wie Arme und Schultern aufgetragen werden. Ein Kräuteröl mit Arnikablüten kann in gleicher Weise angewendet werden.

Cayennepfeffer-Balsam Salben mit Cayennepfeffer finden sich in Apotheken, Drogeriemärkten und Asia-Märkten. Sie können auf das Handgelenk aufgetragen werden.

Grüner Tee Vorsorglich grünen Tee – aber nicht Erfrischungsgetränke mit grünem Tee – zu trinken, hat sich als nützlich bei der Bekämpfung des Karpaltunnel-Syndroms erwiesen. Folgen Sie den Vorgaben für die Herstellung von Kräutertees, die Sie auf Seite 126 finden.

Zitronenwasser Zitronenwasser aus frisch gepresstem Zitronensaft wirkt ebenfalls leicht harntreibend. Wenn man über den Tag verteilt immer wieder einen guten Schluck nimmt, sollte sich nicht zu viel Flüssigkeit im Körper ansammeln, was dann den Druck auf das Handgelenk nimmt. Vermischen Sie den Saft einer halben Zitrone mit etwa zweihundertfünfzig Milliliter Wasser.

Eibischtee Die Eibischwurzel ist nützlich, weil sie eine lindernde Wirkung bei Entzündungen hat. Und man kann einen Tee aus ihr herstellen. Folgen Sie den Vorgaben für die Herstellung von Kräutertees auf Seite 126, und trinken Sie bis zu drei Tassen pro Tag.

Brennnesseltee Auch Brennnesseltee ist leicht harntreibend und kann dadurch Druck und Schwellungen verringern. Verwenden Sie getrocknete Brennnesselblätter und folgen Sie den Vorgaben für die Herstellung von Kräutertees auf Seite 126.

Ananas Ananas enthält Bromelain, ein Enzym, das entzündungslindernd, schmerzstillend und abschwellend wirkt. Sie wird oft zur Behandlung des Karpaltunnel-Syndroms vorgeschlagen. Allein schon der Verzehr von Ananas kann die Folgen des Karpaltunnel-Syndroms lindern. Alternativ dazu können Sie eine Nahrungsergänzung mit Bromelain einnehmen. Fragen Sie Ihren Arzt oder Ihre Hebamme nach der passenden Dosierung.

Johanniskraut Entweder verwenden Sie ein Kräuteröl mit Johanniskraut (beachten Sie die Vorgaben für die Herstellung von Kräuterölen auf Seite 126 f.), das Sie bei Bedarf auf Handgelenken und Armen verstreichen, oder Sie machen einen starken Tee (beachten Sie die Vorgaben für die Herstellung von Kräutertees auf Seite 126), aus dem Sie eine kalte Kompresse für Ihr Handgelenk herstellen können. Sie können auch einfach eine Tasse Johanniskrauttee zubereiten und abkühlen lassen, um dann einen Waschlappen darin einzuweichen, den Sie anschließend auf Ihr Handgelenk legen. Wären die Kompresse oder der Tee heiß, würde die Hitze das Karpaltunnel-Syndrom verschlimmern, denn dann würde das Gewebe rund um den verengten Durchgang noch mehr anschwellen.

Kräuteröl mit Kurkuma

Dieses Kräuteröl können Sie kaufen oder selbst herstellen (beachten Sie die Vorgaben für die Herstellung von Kräuterölen auf Seite 126 f.). Tragen Sie das Kräuteröl einfach auf das betroffene Handgelenk auf. Oder Sie kochen einen starken Kurkumatee, lassen ihn abkühlen und stellen daraus eine kalte Kompresse für Ihr Handgelenk her (beachten Sie die Vorgaben für die Herstellung von Kompressen auf Seite 16 f. und 61).

Kopfschmerzen

Für Kopfschmerzen in der Schwangerschaft kann es viele Gründe geben: Erschöpfung, Müdigkeit, Hormonschwankungen, Hunger, niedriger Blutzucker und Stress. Um Kopfschmerzen vorzubeugen, trinken Sie viel Wasser, bemühen Sie sich um eine ausgewogene Ernährung, verschaffen Sie sich Bewegung, und achten Sie auf ausreichend Schlaf. Auch häufige kleine Mahlzeiten können helfen.

Sprechen Sie mit Ihrem Arzt oder Ihrer Hebamme, wenn Sie Kopfschmerzen haben, die anders als sonst sind. Außerdem sollten Sie einen Arzt aufsuchen, wenn Sie neben Kopfschmerzen folgende Symptome haben: verschwommenes Sehen, Blitze vor den Augen, Schmerzen im oberen, rechten Bauch, plötzliche Gewichtszunahme oder Schwellungen im Gesicht und an den Händen.

Zu den einfachen Mitteln, die bei Kopfschmerzen helfen können, gehören kalte und warme Kompressen, eine Kopfmassage und eine warme Dusche oder ein warmes Bad. Manchmal sind Kopfschmerzen auch die Folge einer verstopften Nase. Inhalieren über Wasserdampf (siehe Seite 19) mit ätherischen Ölen wie Lavendel- oder Teebaumöl kann die Nase frei machen und so Linderung verschaffen. Inhalieren über Wasserdampf kann auch bei Kopfschmerzen infolge von Stress und Erschöpfung helfen. Und wenn das Wasser abgekühlt ist, können Sie es noch für eine Kompresse benutzen. Tunken Sie ein Handtuch in die Flüssigkeit, wringen Sie es vorsichtig aus, damit es nicht mehr tropft, und wickeln Sie es um den Kopf. Haben Sie einen verspannten Nacken, legen Sie eine kalte oder warme Kompresse auf.

Auch die Aromatherapie kann bei Kopfschmerzen weiterhelfen. Sehr gut geeignet sind ätherische Öle von Lavendel, Zitrone, Pfefferminze, grüner Minze, Orange und Teebaum.

Wie bei so vielen Beschwerden kann eine Tasse heißer Tee auch bei Kopfschmerzen Wunder wirken. Bereiten Sie einfach eine Tasse koffeinhaltigen Schwarztee zu und rühren Sie einen viertel Teelöffel Zimt hinein. Zimt bekämpft nicht nur die Kopfschmerzen, sondern reguliert auch den Blutzucker, wodurch Kopfschmerzen gelindert werden können, die in Folge von Hunger auftreten.

Auch die folgenden Teerezepte helfen hervorragend bei Kopfschmerzen:

Kopfschmerztee für Schwangere

für 2 Tassen Teekräuter

Zutaten

- 1/2 Tasse getr. Zitronenmelisse
- 1/2 Tasse getr. Brennnesseln
- 1/2 Tasse getr. Hagebutten
- 1/2 Tasse getr. Minzblätter

Folgen Sie den Vorgaben für die Herstellung von Kräutertees auf Seite 126. Verteilen Sie einen Teelöffel Teekräuter auf zwei Tassen Wasser. Zwanzig bis dreißig Minuten ziehen lassen.

Dosierung

Zwei- bis dreimal pro Tag davon trinken.

Kopfschmerz-Chai

für 3 Tassen Tee

Zutaten

- 3 Tassen Wasser
- 1 Stange Zimt
- 1 Stück Ingwer, etwa 2 bis 3 cm, geschält
- 6 Samenkapseln grüner Kardamom
- 4 ganze Körner schwarzer Pfeffer
- 4 ganze Körner Gewürznelken
- 2 Beutel schwarzer Tee oder 1 EL loser schwarzer Tee
- 1 Tasse Milch (optional)
- 1 bis 2 EL Ahornsirup etc.

Wasser, Zimtstange, den in dünne Scheiben geschnittenen Ingwer, Kardamomkapseln, Pfefferkörner, Nelken und Tee in einem Topf mittlerer Größe bei starker Hitze zum Kochen bringen. Herunterschalten und bei halb geschlossenem Deckel und schwacher Hitze zwanzig Minuten lang köcheln lassen. Vom Herd nehmen. In eine Teekanne gießen und nach Belieben Milch und Ahornsirup oder ein anderes Süßungsmittel hinzugeben.

Dosierung

Trinken Sie zwei bis drei Tassen pro Tag.

Variante

Wenn Sie lieber weniger Koffein haben wollen, ersetzen Sie den Schwarztee durch Grüntee.

Krampfadern

Bei Krampfadern handelt es sich um abnorm vergrößerte und gewundene Venen direkt unter der Hautoberfläche. Am häufigsten treten Sie an Waden und Knöcheln auf, können sich aber auch an den Oberschenkeln und den Schamlippen bilden. Sie können ziemlich schmerzhaft sein und in der Schwangerschaft viele Probleme hervorrufen. Krampfadern müssen sehr vorsichtig behandelt werden. Bei der Anwendung äußerlicher Mittel sollte kein direkter Druck auf die

Venen ausgeübt werden. Die Venen auch nicht massieren. Bei Krampfadern in den Waden sollte man des Öfteren die Beine hochlegen. Auch das Tragen von Kompressionsstrümpfen kann Erleichterung verschaffen. Bei Krampfadern an den Schamlippen funktionieren Sitzbäder und Kompressen sehr gut. Behandeln Sie diesen empfindlichen Bereich über Nacht, indem Sie mit einer Kompresse zwischen den Beinen schlafen oder einen Tampon tragen, den Sie in Hamamelis eingeweicht haben. Auch Tinkturen mit Johanniskraut und Schafgarbe sind gut geeignet. Bevorzugt rate ich aber dazu, kalte Kompressen zu verwenden, die adstringierend und beruhigend wirken. Zu den Kräutern und Pflanzen, aus denen man Tee zubereiten und anschließend Kompressen herstellen kann, gehören Brombeerblätter, die Rinde der Rosskastanie, Pfirsichblätter, Wegerich, Johanniskraut und Hamamelis. Kräutertee ist allgemein gut für die Venen. Hagebuttentee mit seinen vielen Nährstoffen ist hervorragend für all jene geeignet, die an Krampfadern leiden.

Krampfadernsalbe

für 3 Tassen

Zutaten

- 1 Tasse geraspeltes Bienenwachs
- 1 Tasse Kräuteröl mit Johanniskraut
- ½ Tasse Kräuteröl mit Ringelblume
- ½ Tasse Kräuteröl mit Rinde, Blättern und/oder geh., unreifen Früchten der Rosskastanie

Folgen Sie den Vorgaben für die Herstellung von Salben auf den Seiten 124 und 132.

Anwendung

Bei Bedarf auf den Bereich rund um die betroffene Vene auftragen oder die Vene selbst ganz leicht damit bedecken. Nicht einmassieren.

Müdigkeit

Müdigkeit ist in der ersten Hälfte der Schwangerschaft weitverbreitet. Grund dafür ist eine Reihe von Faktoren, zu denen eine mögliche Anämie, niedriger Blutdruck, hoher Blutzucker und Hormonschwankungen gehören. Vor allem die Zunahme von Progesteron kann in der Frühschwangerschaft zu Schläfrigkeit führen. Kräuter, die gegen Müdigkeit helfen, sind Luzerne, Brennnesseln und Hagebutten.

Auch die richtige Ernährung ist wichtig. Achten Sie darauf, hochwertige Proteine, frisches Obst und Gemüse und Vollkornwaren zu essen. Auch häufige Snacks oder kleine Mahlzeiten, über den Tag verteilt, können gegen Müdigkeit helfen. Trinken Sie viel Wasser, und meiden Sie Süßigkeiten und zu viel Koffein. Falls Sie können, drehen Sie eine kurze Runde oder machen ein Nickerchen.

Muntermacher-Tee

für 1 ¼ Tassen Teekräuter

Zutaten

- ½ Tasse getr. Hibiskusblüten
- ½ Tasse getr. Grünhafer
- ¼ Tasse getr. Pfefferminzblätter

Folgen Sie den Vorgaben für die Herstellung von Kräutertees auf Seite 126.

Dosierung

Trinken Sie zwei bis drei Tassen pro Tag.

Präeklampsie

Die Präeklampsie gehört zu den Gestosen und ist eine lebensbedrohliche Erkrankung, die in den späteren Stadien der Schwangerschaft auftritt. Kennzeichen sind hoher Blutdruck, Ödeme und Eiweiß im Urin. Zu den Symptomen gehören Kopfschmerzen, Sehstörungen, geschwollene Fußgelenke, Übelkeit und Bauchschmerzen. Bleibt eine Präeklampsie unbehandelt, kann es zu Krampfanfällen und Bewusstlosigkeit kommen, die das Leben von Mutter und Kind gefährden.

Obwohl eine Präeklampsie eine sofortige ärztliche Behandlung erfordert, können Kräutermittel verwendet werden, um es gar nicht erst so weit kommen zu lassen, oder um eine schulmedizinische Behandlung zu ergänzen. Wenn Sie Kräuter verwenden, sollten Sie auf jeden Fall Ihren Arzt informieren.

Regelmäßige Vorsorgeuntersuchungen sind entscheidend zur Früherkennung einer Präeklampsie. Gehen Sie also regelmäßig zum Arzt. Wird bei Ihnen eine milde Form der Präeklampsie diagnostiziert, wird Ihr Arzt Ihnen Bettruhe verordnen und Medikamente verschreiben, um den Blutdruck zu senken und Ihren Flüssigkeitshaushalt wieder ins Gleichgewicht zu bringen. Stehen Sie kurz vor der Entbindung, wird man vielleicht beschließen, die Geburt einzuleiten, da die Symptome nach der Entbindung sehr rasch abklingen.

Eine Reihe gesunder Verhaltensweisen in der Schwangerschaft kann helfen, die Komplikationen einer Präeklampsie zu vermeiden. Dazu gibt es verschiedene Standpunkte, also sprechen Sie mit Ihrem Arzt oder Ihrer Hebamme, was in Ihrem Fall passend sein könnte. Hier einige allgemeine Ratschläge:

Stress vermeiden

Reduzieren Sie Stress so weit wie möglich, indem Sie häufig ein Nickerchen machen oder ein entspannendes Bad nehmen.

Oder gehen Sie ins Schwimmbad, denn Schwimmen hilft, den Blutdruck zu regulieren.

Lebensmittel mit viel Kalzium essen

Nicht nur fettarme Milchprodukte enthalten viel Kalzium, sondern auch zahlreiche andere Lebensmittel. Dunkelgrüne Gemüse, zum Beispiel viele Kohlsorten, sind besonders kalziumreich. Mit Mineralien angereicherte Lebensmittel und Getränke wie Müsli, Säfte und Sojamilch sind eine gute Kalziumquelle, genau wie mit Kalzium angereichertes Brot und andere Getreideprodukte.

Lebensmittel mit viel Kalium

Nahrungsmittel wie Bananen, Rote Bete, Chicorée, Löwenzahnblätter und ungeschälte Kartoffeln schlagen in Sachen Kalium zu Buche. Versuchen Sie außerdem, Spirulina oder ein anderes Algenpräparat in Ihren Speiseplan aufzunehmen.

Lebensmittel mit viel Eiweiß

Es gibt Studien, die zeigen, dass ein Eiweißmangel zu einer Präeklampsie beitragen kann. Also essen Sie mageres Fleisch und mageren Fisch (oder vegetarische Alternativen), Eier, Hülsenfrüchte, fettarme Milchprodukte und Vollkornteigwaren. Sind Sie Vegetarierin oder Veganerin, achten Sie auf eine ausreichende Eiweißversorgung durch Hülsenfrüchte, Nüsse und Samen. Und vergessen Sie nicht, dass alle rein pflanzlichen Lebensmittel, auch Obst und Gemüse, ebenfalls Eiweiß enthalten.

Schlaf

So viel wie möglich!

Kräuterheilmittel und alternative Medizin können bei der Prävention helfen oder bei der Behandlung einer bestehenden Präeklampsie.
Hier können Sie einige Möglichkeiten entdecken:

Löwenzahnblätter

Hilfreich bei Wasserretention im Körper, also bei durch Flüssigkeit verursachten Schwellungen. Man kann Salate und andere Gerichte mit frischen Löwenzahnblättern anreichern. Oder Sie stellen einen Sud aus zwei Teelöffeln Löwenzahnwurzel her, die Sie mit zwei Tassen Wasser aufkochen und fünfzehn Minuten ziehen lassen. Trinken Sie dreimal am Tag davon.

Kräutertees

Teemischungen mit getrockneten Löwenzahnblättern, getrockneten Brennnesseln oder getrockneten Himbeerblättern sind eine gute Wahl.

TCM
(Traditionelle Chinesische Medizin)

Man kann Bluthochdruck mit Kräutern und Akupunktur behandeln.

Rückenschmerzen

Rückenschmerzen können viele Ursachen haben, eine Verletzung, einen Bandscheibenvorfall, Arthritis, Osteoporose, Übergewicht, Harnwegsinfekte, eine schlechte Körperhaltung oder auch Stress. In der Schwangerschaft verlagert sich der Körperschwerpunkt, was zu Rückenschmerzen führen kann. Meist sind Muskelverspannungen im unteren Rücken die Ursache. Wir benutzen diese Muskeln, ohne groß darüber nachzudenken, wie unsere Körperbewegungen dem Kreuz zu schaffen machen können.

Mit den Kräuterrezepten sollen die Ursachen der Rückenschmerzen behandelt, der Schmerz genommen, die Rückengesundheit gestärkt und Rückfälle vermieden werden. Zu den Mitteln, die Erleichterung bringen können, gehören

Massagen mit ätherischen Ölen, Bäder mit ätherischen Ölen und Einreibemittel, die direkt auf den betroffenen Stellen verteilt werden. Zu den ätherischen Ölen, die sich besonders zur Behandlung von Rückenschmerzen eignen, gehören Kamille, Lavendel, Sandelholz, grüne Minze und Vetiver.

Rückenverletzungen vorzubeugen, ist ein wichtiger Schritt, um Rückenschmerzen zu vermeiden. Falsches Heben führt zu zahlreichen Rückenbeschwerden. Wenn Sie während der Schwangerschaft arbeiten, lassen Sie sich von Ihrem Arzt oder Ihrer Hebamme zeigen, wie man in Schwangerschaft und Wochenbett schwere Lasten rückenschonend hochhebt.

Haben Sie sich verhoben, nehmen Sie nicht gleich ein heißes Bad in der Annahme, dass es entspannend wirkt. Dadurch können die gezerrten Muskeln anschwellen und alles noch schlimmer machen. Warten Sie vierundzwanzig Stunden, bevor Sie ein heißes Bad nehmen oder sich anderweitig Wärme aussetzen. Schmerzt Ihr Rücken dagegen einfach von dem zusätzlichen Gewicht in der Schwangerschaft, gönnen Sie sich ein wohltuendes Bad, wann immer Ihnen danach ist. Nehmen Sie Rücksicht auf Ihren Rücken, und hören Sie auf den Schmerz.

Massageöl gegen Rückenschmerzen

für etwa 60 ml

Zutaten

- 60 ml Kräuteröl mit Johanniskraut
- 5 Trpf. Vetiveröl
- 3 Trpf. Lavendelöl
- 1 Trpf. Sandelholzöl

Folgen Sie den Vorgaben für die Herstellung von Kräuter- und Massageölen auf Seite 121 und 126f.

Anwendung

Vor Gebrauch gut schütteln. Bei Bedarf in den Rücken einmassieren.

Badeöl gegen Rückenschmerzen

für ein Vollbad

Zutaten

- Kamillenöl (römische Kamille)
- Lavendelöl
- Minzöl
- Niaouliöl
- Vetiveröl

Lassen Sie ein warmes Bad ein. Geben Sie bis zu zehn Tropfen der genannten ätherischen Öle hinzu, egal in welcher Kombination. Nehmen Sie nicht mehr als zehn Tropfen. Experimentieren Sie ein bisschen, um eine Mischung zu finden, deren Geruch Ihnen gefällt, die beruhigend wirkt und Verspannungen löst.

Tipp

Es gibt Kombinationen, die bei Rückenbeschwerden besonders gut passen. Dazu gehören Lavendel und Niaouli, Lavendel und grüne Minze, Lavendel und Vetiver und römische Kamille und Vetiver.

Einreibemittel mit ätherischen Ölen

für etwa 100 ml

Zutaten

- 100 ml Wodka
- 10 Trpf. Lavendelöl
- 10 Trpf. Minzöl
- 5 Trpf. Kamilleöl

Folgen Sie den Vorgaben für die Herstellung von Einreibemitteln auf Seite 124.

Anwendung

Vor Gebrauch gut schütteln. Bei Bedarf direkt auf die betroffenen Stellen auftragen.

Hinweis!

Ist die Mischung nicht kräftig genug, fügen Sie so oft noch einmal drei Tropfen von jedem der ätherischen Öle hinzu, bis das Einreibemittel bei Ihnen wirkt. In den meisten Fällen ist es am besten, nach dem Prinzip »weniger ist mehr« vorzugehen. Da aber jeder Mensch anders ist, müssen manchmal die Rezepturen etwas abgewandelt werden.

Einreibemittel mit Kräutern und ätherischen Ölen

für etwa 100 ml

Zutaten

100 ml Johanniskrauttinktur

12 Trpf. Lavendelöl

12 Trpf. Sandelholzöl

Folgen Sie den Vorgaben für die Herstellung von Einreibemitteln auf Seite 124.

Anwendung

Vor Gebrauch gut schütteln. Bei Bedarf direkt auf die betroffenen Stellen auftragen.

Schlaflosigkeit

Schlaf ist in der Schwangerschaft nicht immer leicht zu bekommen. Eine bequeme Schlafposition ist ganz entscheidend, und Hilfen wie Stillkissen oder speziell geformte Nackenstützkissen haben schon vielen Frauen geholfen, die Nächte durchzustehen. Schlaflosigkeit in der Schwangerschaft hat noch viele weitere Ursachen. Dazu gehören Sodbrennen, hormonelle Umstellungen, Stress und häufiger Urindrang während der Nacht. In der Aromatherapie und der Kräuterkunde findet sich eine Reihe von Lösungen:

Getrockneter Lavendel

Der Duft getrockneter Lavendelblüten im und ums Bett kann Sie in den Schlaf lullen. Entweder legen Sie ein paar Zweige unter das Spannbettlaken, sodass der Duft aufsteigt, wenn Sie sich im Schlaf bewegen, oder Sie stellen ein Sträußchen neben das Bett.

Kräutertee

Tee aus getrockneten Kamillenblüten, getrockneten Lavendelblüten oder getrockneter Zitronenmelisse kann allein oder in

Kombination den Schlaf fördern. Folgen Sie den Vorgaben für die Herstellung von Kräutertees auf Seite 126; geben Sie einen Teelöffel Teekräuter auf eine Tasse Wasser. Oder Sie trinken einen Einschlaftee aus dem Naturkostladen oder dem Supermarkt. Trinken Sie den Tee direkt vor dem Schlafengehen.

Lavendelöl-Bad

Ein Bad vor dem Schlafengehen kann entspannen und auf einen ruhigen Schlaf vorbereiten. Lassen Sie sich ein warmes Bad ein, und geben Sie einige Tropfen Lavendelöl ins Badewasser.

Duftsäckchen

Ein kleiner Stoffbeutel voller duftender Kräuter. Füllen Sie ein Säckchen mit Zederspänen, getrockneten Lavendelblüten, getrockneter Orangenschale und getrockneten Rosenblüten. Hängen Sie es über das Bett, oder legen Sie es unter Ihr Kopfkissen.

Nährstoffreicher Einschlaftee

für 1 ½ Tassen Teekräuter

Zutaten

- ½ Tasse getr. Zitronenmelisse
- ½ Tasse getr. Himbeerblätter
- ½ Tasse getr. Helmkraut (s. Anmerkung)

Folgen Sie den Vorgaben für die Herstellung von Kräutertees auf Seite 126.

Dosierung

Trinken Sie eine Tasse vor dem Schlafengehen.

Anmerkung

Verwenden Sie Helmkraut (siehe Seite 91) in der Schwangerschaft nur in Maßen und nur unter Aufsicht. Wegen der Himbeerblätter (siehe Seite 93) im ersten Schwangerschaftsdrittel auf den Einschlaftee verzichten.

Einschlafsalbe

für 2 Tassen

Zutaten

2 Tassen Basisöl (s. Kasten Seite 32)
3 EL geraspeltes Bienenwachs
10 Trpf. Lavendelöl
10 Trpf. Sandelholzöl

Folgen Sie den Vorgaben für die Herstellung von Salben auf Seite 124 und 132.

Anwendung

Brust, Fußsohlen und Schläfen damit einreiben, um das Einschlafen zu erleichtern.

Hinweis!

Anstelle von Bienenwachs können Sie auch Candelillawachs oder Kokosnussöl verwenden.

Schwangerschaftsdermatose, polymorphe (PUPPP)

PUPPP ist ein Akronym für die englische Bezeichnung *pruritic urticarial papules and plagues of pregnancy.* Diese Form der Dermatose ist schwer vorherzusagen und sehr unangenehm. Die Bezeichnung bezieht sich auf einen unerträglich juckenden und manchmal auch schmerzhaften Hautausschlag in der Schwangerschaft. Obwohl die Ursachen für diesen Ausschlag noch nicht wirklich klar sind, lautet eine mögliche Erklärung, dass es sich um eine allergische Reaktion der Haut auf das Strecken und Dehnen handelt. Obendrein ist das Ergebnis nicht bei allen Frauen gleich, die wegen einer solchen Dermatose behandelt werden. Bei diesem Thema sollten Sie also davon ausgehen, eventuell mehr als ein Mittel auszuprobieren.

Obwohl es sich bei den meisten Mitteln gegen PUPPP um äußerlich anwendbare Rezepturen handelt, können auch einige zum Einnehmen sehr hilfreich sein. Hier ein paar Beispiele:

Brennessel-Tee

Da er wie ein Antihistamin wirkt, hilft ein Tee aus getrockneten Brennnesseln, dem Jucken Einhalt zu gebieten.

Blattgrün

Kräuter und Pflanzen wie Vogelmiere, Löwenzahn und Brennnesseln können frisch verzehrt werden und sind besonders in Kombination mit anderem Blattgrün und Vitamin-C-haltigen Kräutern sehr wirksam. Anstelle der frischen Löwenzahnblätter kann man auch Löwenzahntinktur verwenden.

Nervenstärkende Mittel

Hafer und Wegerich unterstützen das Nervensystem. Sie zu essen oder einen Tee zu trinken, der daraus zubereitet wurde, kann während eines PUPPP-Ausbruchs sehr gut helfen, genau wie Mittel zum Auftragen, die Hafer oder Wegerich enthalten.

Verschiedene Hausmittel können bei äußerlicher Anwendung Erleichterung verschaffen, zum Beispiel frisches Aloe-vera-Gel, eine einfache Paste aus Backpulver und Wasser, Kakaobutter, minzhaltige Zahnpasta und Rosenwasser. Auch kalte Duschen und Haferbäder (siehe Seite 182) können juckreizlindernd wirken.
Hier einige Vorschläge:

Ringelblume

Die Ringelblume wirkt entzündungshemmend und antiseptisch. Sie kann bei Erscheinungen wie PUPPP beruhigend wirken, vor allem bei rissiger, zerkratzter Haut. Es gibt Creme, Balsam und Tinkturen mit Ringelblume, die zum Auftragen geeignet sind.

Kamille Studien haben gezeigt, dass sowohl die echte als auch die römische Kamille entzündungshemmend wirken. Die Pflanze wird oft in Cremes und Lotionen verwendet oder als Badezusatz oder Kompresse genutzt, um Hautreizungen zu beruhigen.

Haferbad Haferbrei, den man aufträgt oder isst, ist seit über einhundert Jahren ein Klassiker zur Behandlung von Hautproblemen. Für ein Bad mit Haferbrei mahlen Sie eine Tasse Haferflocken mit dem Mixer zu Pulver. Oder verwenden Sie gleich Schmelzflocken, die bereits gemahlen sind. Lassen Sie ein Bad ein, und rühren Sie das Haferpulver ins Wasser. Legen Sie sich fünfzehn bis zwanzig Minuten in die Wanne, und tupfen Sie sich danach trocken. Die Haut mit einem Handtuch trocken zu reiben, verstärkt dagegen den Juckreiz.

Handtuchkompressen Kompressen sind ein sehr gutes Mittel gegen Juckreiz. Für eine Handtuchkompresse füllen Sie eine große Schüssel mit einem starken Kräutertee – nehmen Sie Ringelblume, Kamille, Johanniskraut, Erdbeerblätter, Hamamelis oder andere Kräuter mit lindernder Wirkung. Der Tee muss abgekühlt sein. Weichen Sie das Handtuch darin ein, wringen Sie es aus, und legen Sie es auf die betroffene Stelle.

Hamamelis Wunderbar geeignet für Kompressen (siehe Handtuchkompresse, oben), Cremes, Tinkturen. Oder als Mischung mit Aloe-vera-Gel (im Verhältnis halb und halb) und direkt auf die Haut aufgetragen.

PUPPP Ölmischung Nr. 1

für etwa 120 ml

Zutaten

- 120 ml Olivenöl
- 10 Trpf. Kamillenöl (aus echter Kamille)
- 10 Trpf. Lavendelöl
- 10 Trpf. Kamillenöl (aus römischer Kamille)
- 10 Trpf. Sandelholzöl

Folgen Sie den Vorgaben für die Herstellung von Massageölen auf Seite 121.

Anwendung

Direkt auf den Hautausschlag auftragen.

PUPPP Ölmischung Nr. 2

für etwa 120 ml

Zutaten

- 60 ml Jojobaöl
- 60 ml Olivenöl
- 14 Trpf. Lavendelöl
- 10 Trpf. Kamillenöl (aus echter Kamille)
- 10 Trpf. Immortellenöl
- 10 Trpf. Patschuliöl
- 5 Trpf. Vitamin-E-Öl oder der Inhalt einer Kapsel

Folgen Sie den Vorgaben für die Herstellung von Massageölen auf Seite 121.

Anwendung

Direkt auf den Hautausschlag auftragen.

PUPPP-Tee

für etwa 2 Tassen Teekräuter

Zutaten

- 1 Tasse getr. Brennnesseln
- ½ Tasse Löwenzahnwurzeln
- ½ Tasse getr. Grünhafer
- 3 EL getr. Hagebutten

Folgen Sie den Vorgaben für die Herstellung von Kräutertees auf Seite 126. Nehmen Sie einen Teelöffel Teekräuter pro Tasse Wasser. Dreißig Minuten ziehen lassen.

Dosierung

Trinken Sie zwei bis drei Tassen pro Tag.

Schwangerschaftsdiabetes

Der Begriff Schwangerschaftsdiabetes meint einen Diabetes, der erst in der Schwangerschaft entsteht. Die betroffenen Frauen sind vor der Schwangerschaft nicht zuckerkrank. Ein Diabetes entwickelt sich, wenn der Körper kein Insulin produziert oder es nicht richtig nutzt. Insulin ist ein Hormon, das benötigt wird, um Zucker, Stärke oder andere Nahrungsmittel in Energie umzuwandeln. Laut Auskunft des nationalen Gesundheitsinstituts der USA tritt ein Schwangerschaftsdiabetes bei fünf Prozent der Schwangerschaften in den Vereinigten Staaten auf, das entspricht etwa zweihunderttausend Fällen pro Jahr.

Obwohl die Symptome dieser Form von Diabetes nach der Entbindung verschwinden, bekommt die Hälfte der Frauen mit Schwangerschaftsdiabetes laut den amerikanischen Zentren für Krankheitskontrolle und Prävention später im Leben einen Diabetes vom Typ 2.

Ein Schwangerschaftsdiabetes kann also ein Hinweis darauf sein, dass man seine Lebensgewohnheiten vorsorglich ändern sollte. Ein Schwangerschaftsdiabetes verläuft oft ohne besondere Symptome. Betroffene können die Anzeichen übersehen. In der Regel wird er bei einer pränatalen ärztlichen Untersuchung festgestellt.

Hier einige Anzeichen für einen möglichen Schwangerschaftsdiabetes:

- verschwommene Sicht
- übermäßiger Durst
- häufiges Urinieren
- Infektionen
- Übelkeit und Erbrechen

Bestimmte Faktoren begünstigen Schwangerschaftsdiabetes. Übergewicht ist zum Beispiel als Risikofaktor einzuordnen, obwohl Schwangerschaftsdiabetes heutzutage erstaunlicherweise auch häufig bei Frauen diagnostiziert wird, die nicht übergewichtig sind.
Auch Frauen über dreißig bekommen leichter Schwangerschaftsdiabetes.

Weitere Risikofaktoren:

- erhöhter Blutdruck
- Schwangerschaftsdiabetes während einer vorangegangenen Schwangerschaft
- Fälle von Diabetes in der Familie

Eine Reihe von Kräutermitteln können bei Schwangerschaftsdiabetes hilfreich sein. Hier einige Vorschläge:

Bittergurke

Die Bittergurke zählt zur Familie der Kürbisse und ist in Asien sehr verbreitet. Sie kann wie jedes andere Gemüse zu Currys und Suppen verarbeitet oder in der Pfanne gerührt werden. Bittergurke kann man auch als Tee zubereiten, den man beim Aufstehen am Morgen trinkt.

Achtung!

Dieses Gemüse bitte nur unter Aufsicht verwenden, da die Bittergurke bei manchen Frauen Gebärmutterkontraktionen auslösen kann.

Zimt

Zimt ist dafür bekannt, den Blutzucker im Gleichgewicht zu halten. Bereits ein halber Teelöffel pro Tag kann schon Wirkung zeigen. Verwenden Sie hochwertigen Zimt, rühren Sie ihn in Tees oder Smoothies oder streuen Sie ihn über Obst, Toast oder Gemüse.

Bockshornklee Aus diesem verbreiteten Gewürz kann man leicht einen Tee machen (siehe Rezept für Kräutertee, Seite 126). Auch auf pikanten Speisen schmeckt es köstlich. Reichern Sie Ihren Speiseplan ruhig mit Bockshornkleesamen an, indem Sie ihn in einer Pfeffermühle zur Hand haben und zum Würzen und Abschmecken benutzen.

Gurmar Diese Pflanze wird in Kapselform angeboten und kann bei Schwangerschaftsdiabetes wirksam helfen. Gurmar sollte jedoch nur unter ärztlicher Aufsicht oder in Rücksprache mit der Hebamme eingenommen werden. Nehmen Sie eine oder zwei Kapseln nach den Mahlzeiten.

Schwangerschaftsstreifen

Schwangerschafts- oder Dehnungsstreifen tauchen infolge der starken Ausdehnung des Bauchs in der Schwangerschaft auf. Vorbeugend kann man hier gesunde Fette und hochwertige Nahrung zu sich nehmen, welche die Elastizität der Haut verstärken und das Risiko von Schwangerschaftsstreifen verringern.

Außerdem kann man die Beschwerden in dieser für die Haut belastenden Zeit natürlich durch äußerlich angewendete Mittel begrenzen. Hier einige bewährte Mittel:

Kakaobutter Reine Kakaobutter ist in den meisten Apotheken und im Online-Handel erhältlich. Sie nährt und heilt die Haut. Wenn Sie möchten, fügen Sie noch andere rückfettende Stoffe hinzu, um die einfache Schwangerschaftsstreifensalbe zu machen (siehe unten). Den Bauch damit eincremen. (Beachten Sie, dass reine Kakaobutter genau wie Kokosnussöl bei Zimmertemperatur fest ist. Deshalb vor dem Verreiben einfach kurz auf der Haut weich werden lassen.)

Pflegeöle

Reiben Sie andere Feuchtigkeit spendende und pflegende Öle wie Sesamöl oder Sheabutter in die Haut ein. Auch Kräuteröle mit Ringelblume, Wegerich oder Rosenblüten sind eine gute Wahl.

Einfache Schwangerschaftsstreifen-Salbe

für 3/4 Tasse

Zutaten

- 1/2 Tasse Kakaobutter
- 1/4 Tasse Kokosnussöl
- 2 EL Hagebuttenkernöl

Folgen Sie den Vorgaben für die Herstellung von Salben auf Seite 124 und 132.

Anwendung

Regelmäßig den Bauch damit eincremen, damit die Haut weich und elastisch bleibt.

Schwangerschaftsübelkeit/ Morgenübelkeit

Die Schwangerschafts- oder Morgenübelkeit ist oft eines der ersten Anzeichen für eine Schwangerschaft. Sie kann zu jeder Tageszeit und nicht nur am Morgen auftreten, und sie betrifft mehr als die Hälfte aller Schwangeren. Schwangerschaftsübelkeit ist zwar unangenehm, aber nicht wirklich schlimm, vor allem, wenn man seinen Lebensstil etwas umstellt. Es kann hilfreich sein, sich viel zu bewegen und viel an

der frischen Luft zu sein, viele kleine Mahlzeiten einzunehmen und alles zu vermeiden, wovon einem übel werden kann, wie etwa fettes Essen.
Ätherische Öle und die Aromatherapie sind besonders gut geeignet, um Übelkeit und Brechreiz zu verringern. Allein der Geruch ätherischer Öle von Zitrusfrüchten, Ingwer, Grapefruit, Zitrone, Pfefferminz oder grüner Minze kann hilfreich sein. Geben Sie ein paar Tropfen auf ein Taschentuch, und halten Sie es sich unter die Nase. Oder Sie legen einen bedufteten Waschlappen auf Ihr Kopfkissen. Sie können auch einige Tropfen eines dieser ätherischen Öle in eine Duftlampe geben, um sie in der Luft zu verbreiten.
Manche Pflanzen und Kräuter sind wirksam gegen Schwangerschaftsübelkeit. Dazu gehören Ingwer, Lavendel, Pfirsichblätter, Himbeerblätter, Pfefferminze und grüne Minze. Schlucken Sie öfter am Tag einen Teelöffel Ingwer-, Pfefferminz- oder Minztee. Oder nippen Sie immer mal wieder an einem Ginger Ale oder Ginger Beer – aber Marken, die mit echtem Ingwer hergestellt werden. Versuchen Sie es mit Ingwerbonbons oder Kaubonbons mit Ingwer oder mit Pfefferminzbonbons, um die Übelkeit im Zaum zu halten. Bonbons mit echten Pflanzenextrakten finden Sie in Naturkostläden und Kräuterläden. Oder Sie stellen selbst Ihre Bonbons her.
Selten ist eine Schwangerschaftsübelkeit so schwer, dass man von Hyperemesis gravidarum spricht, die eventuell sogar einen Krankenhausaufenthalt, Infusionen und die Gabe von Medikamenten gegen Übelkeit erforderlich macht.

Informieren Sie Ihren Arzt oder Ihre Hebamme, wenn bei Ihnen folgende Symptome auftreten:

- starke Übelkeit und ständiges Erbrechen (siehe Seite 151 ff.)
- Flüssigkeiten werden ebenfalls erbrochen

- wenig Urin oder dunkler, stark riechender Urin
- Ohnmachten, Schwindel oder Kollaps beim Aufstehen
- Herzrasen
- Erbrechen von Blut

Teemischung Nr. 3 gegen Übelkeit

für 2 Tassen Teekräuter

Zutaten

- 1 Tasse getr. Pfirsichblätter
- ½ Tasse getr. Himbeerblätter

Folgen Sie den Vorgaben für die Herstellung von Kräutertees auf Seite 126.

Dosierung

Trinken Sie zwei bis drei Tassen pro Tag. Oder über den Tag verteilt schluckweise trinken.

Achtung!

Wegen der Himbeerblätter nicht im ersten Schwangerschaftsdrittel zu sich nehmen!

Tee gegen Morgenübelkeit

für 3 Tassen Tee

Zutaten

- 3 Tassen Wasser
- 2 TL getr. Minzblätter
- ½ TL geh. frischer Ingwer
- ½ TL geh. frische Orangenschale
- ½ TL getr. Pfefferminzblätter

Folgen Sie den Vorgaben für die Herstellung von Kräutertees auf Seite 126.

Dosierung

Trinken Sie drei Tassen pro Tag. Oder über den Tag verteilt schluckweise trinken.

Schwindel (und Ohnmachtsanfälle)

In der Schwangerschaft kann es auch zu Schwindel und Ohnmacht kommen, wodurch sich die werdende Mutter verletzen kann. Eine Möglichkeit, dieses Problem zu vermeiden, besteht darin, sich ausreichend zu bewegen, damit der Kreislauf stabil bleibt. Sanfte Bewegungen wie Bauchtanz, Dehnübungen und Yoga (auch Stuhl-Yoga) helfen Ihnen, sicher auf den Füßen zu stehen.

Bei Schwindel in Kombination mit Bauchschmerzen und Blutungen sollte man umgehend den Arzt oder die Hebamme anrufen. Es könnte sich um Anzeichen für ernsthafte Komplikationen handeln, eine Eileiterschwangerschaft, eine tief sitzende Plazenta oder eine vorzeitige Plazentalösung. Lassen Sie die Blutungen unbedingt abklären!

Den Arzt oder die Hebamme sollten Sie auch informieren, wenn Ihnen häufig schwindelig ist oder Sie gleichzeitig unter Schwindel, Sehstörungen und Kopfschmerzen oder Herzrasen leiden. Es könnte sich dabei um Symptome einer fortgeschrittenen Anämie oder anderer unerwünschter Begleitumstände handeln, die Ihre Schwangerschaft beeinträchtigen könnten. Da die meisten Ohnmachten in der Schwangerschaft durch Anämie, Dehydrierung und Übelkeit verursacht werden, bietet der Nährstofftee (Rezept siehe Seite 191) einen guten Schutz.

Inhalations-Mix gegen Schwindel

für zahlreiche Anwendungen

Zutaten

- 10 Trpf. Pfefferminzöl
- 1 Taschentuch aus Stoff oder Papier
- 1 Plastikbeutel mit Druckverschluss

Das ätherische Öl auf das Taschentuch tropfen und in dem verschlossenen Beutel aufbewahren.

Anwendung

Sobald Ihnen schwindlig wird und Sie sich einer Ohnmacht nahe fühlen, öffnen Sie den Beutel und riechen daran.

Alternative

Anstatt das ätherische Öl auf ein Taschentuch zu tropfen, können Sie es auch mit etwas Steinsalz mischen und in einem fest verschlossenen Behältnis aufbewahren.

Zutaten

½ Tasse Steinsalz

50 Trpf. Eukalyptusöl

Riechsalz

für ½ Tasse, ausreichend für mehrere kleine Behältnisse

Steinsalz und ätherisches Öl in einer kleinen Schüssel mischen. Auf mehrere kleine Behältnisse verteilen (siehe Anmerkung).

Anwendung

Sobald Sie sich einer Ohnmacht nahe fühlen, öffnen Sie ein Behältnis und riechen daran.

Anmerkung

Für die Aufbewahrung Ihres Riechsalzes ist jedes kleine Schraubglas geeignet. Wollen Sie ein echtes Riechsalz haben, halten Sie Ausschau nach antiken Fläschchen, die speziell für die Aufbewahrung solcher Riechsalze entworfen wurden.

Zutaten

Je 1 Tasse getr. Zitronenmelisse und Brennnesseln

¼ Tasse entkernte, gew. Hagebutten

Nährstofftee

für 2 ¼ Tassen Teekräuter

Folgen Sie den Vorgaben für die Herstellung von Kräutertees auf Seite 126. Zwanzig Minuten ziehen lassen.

Dosierung

Trinken Sie zwei bis drei Tassen pro Tag.

Sodbrennen

Sodbrennen löst ein schmerzhaftes Brennen in Brust oder Kehle oder beiden gleichzeitig aus. Es tritt auf, wenn Magensäure in die Speiseröhre aufsteigt. Sodbrennen ist unangenehm und lästig und kommt in der Schwangerschaft leider häufig vor.

Zu Völlegefühl und Sodbrennen tragen zu viel und zu schnelles Essen, das Verschlucken von Luft und ungenügendes Kauen bei. Gründliches Kauen kann helfen, Sodbrennen zu verhindern. Versuchen Sie, jeden Bissen zwanzigmal zu kauen. Außerdem sollten Sie während der Mahlzeit nicht zu viel trinken. Trinken Sie vor oder nach dem Essen.

Falls Sie unter Sodbrennen leiden, können sowohl die Aromatherapie als auch Kräuter Abhilfe schaffen. So sind beispielsweise Zitrusöle besonders wirksam gegen Sodbrennen. Hier noch einige einfache, aber hilfreiche Kräuterrezepte:

Anis-, Dill- und Fenchelsamen

Fügen Sie diese Kräuter Ihren Speisen hinzu, stellen Sie einen Kräutersud daraus her (siehe Seite 125) oder bereiten Sie aus einer Sorte oder allen zusammen einen Kräutertee zu, indem Sie einen Teelöffel der Samen auf eine Tasse kochendes Wasser geben.

Fenchelsamen

Kauen Sie ein paar der Samen, wenn Sie spüren, dass Sie Sodbrennen bekommen.

Kräutertee

Man kann getrocknete Kamillenblüten, getrocknete Löwenzahnblätter und Ingwer einzeln oder zusammen benutzen, um einen Tee zuzubereiten, der gegen Sodbrennen hilft. Folgen Sie den Vorgaben für die Herstellung von Kräutertees auf Seite 81 und geben Sie einen Teelöffel der Teekräuter auf eine

Tasse kochendes Wasser. Beachten Sie jedoch, dass Löwenzahnblätter stark harntreibend wirken können und deshalb nicht verwendet werden sollten, wenn Sie Schwangerschaftsdiabetes haben oder verschreibungspflichtige Medikamente gegen zu hohen Blutdruck nehmen.

Rotulme-Lutschpastillen

Durch das Lutschen dieser Pastillen bildet sich ein schützender Film in der Speiseröhre. Dadurch ist das Sodbrennen nicht mehr so unangenehm. Sie können gut und gerne acht bis zwölf Pastillen pro Tag lutschen.

Kräuterölmischung gegen Sodbrennen

für etwa 180 ml

Zutaten

180 ml Pflanzenöl
10 Trpf. Zitronenöl
10 Trpf. Mandarinenöl
10 Trpf. Orangenöl

Folgen Sie den Vorgaben für die Herstellung von Kräuterölen auf Seite 126f.

Anwendung

Massieren Sie ein wenig Kräuteröl in die Brust ein. Oder Sie geben etwas davon auf ein Tuch und riechen daran, sobald Sie merken, dass Sie Sodbrennen bekommen.

Anmerkung

Ist Ihnen das Kräuteröl nicht konzentriert genug, fügen Sie schrittweise immer zwei Tropfen ätherische Öle hinzu, bis die gewünschte Konzentration erreicht ist.

Tee gegen Sodbrennen

für 3 Tassen Teekräuter

Zutaten

- 1 Tasse getr. Himbeerblätter
- ½ Tasse getr. Kamillenblüten
- ½ Tasse getr. Zitronenmelisse
- ½ Tasse Eibischwurzeln
- ½ Tasse getr. Minzblätter

Folgen Sie den Vorgaben für die Herstellung von Kräutertees auf Seite 126.

Dosierung

Nach jeder Mahlzeit oder bei Sodbrennen eine Tasse trinken.

Achtung!

Sicherheitshalber nicht im ersten Schwangerschaftsdrittel zu sich nehmen, siehe Seite 93!

Vaginose, bakterielle

Die bakterielle Vaginose ist eine Entzündung der Scheide, die viele Frauen betrifft und mit ernsthaften Problemen einhergehen kann. Einige davon betreffen ausschließlich Schwangere. So steht sie im Zusammenhang mit der zwei- bis dreifach erhöhten Gefahr für vorzeitige Wehen, Frühgeburten, einen verfrühten Blasensprung, Harnwegsinfekte und Endometriosen. Die Ursachen einer bakteriellen Vaginose sind trotz Untersuchungen von Vaginalkulturen nach wie vor unklar. Verschiedene Bakterien werden mit der bakteriellen Vaginose in Verbindung gebracht, so *Gardnerella vaginalis* und *Mobiluncus curtisii.* Doch man findet diese Bakterien auch bei Frauen, die nicht an bakterieller Vaginose leiden. Deshalb ist die genaue Darstellung der Symptome sehr wichtig für eine exakte Diagnose.

Eine äußerliche Behandlung der bakteriellen Vaginose kann hilfreich sein. Hier ein Rezept für ein Sitzbad, das die Heilung fördert und Beschwerden lindert.

Sitzbad bei bakterieller Vaginose

ausreichend für 1 Sitzbad

Zutaten

- etwa 4 Liter Wasser
- 1 Tasse Hamamelisextrakt (s. Seite 108 f. für die Herstellung von Zaubernussextrakt)
- 1 ½ Tassen getr. Ringelblumen
- 1 ½ Tassen getr. Schafgarbeblüten
- 1 oder 2 Trpf. Teebaumöl

Folgen Sie den Vorgaben für die Herstellung von Sitzbädern auf Seite 135.

Anwendung

Ein Sitzbad von etwa zwanzig Minuten nehmen.

Verstopfung

Wenn Sie weniger als dreimal pro Woche Stuhlgang haben und der Stuhl hart ist, spricht man von Verstopfung. Die erhöhten Progesteron- und Östrogenwerte in der Schwangerschaft tragen zur Verstopfung bei. Um einer Verstopfung vorzubeugen, trinken Sie viel Wasser, essen Sie viel frisches Gemüse, und verzehren Sie frisches Obst wie Aprikosen, Pfirsiche, Birnen und Pflaumen.

Von Abführmitteln in Tablettenform ist in der Schwangerschaft abzuraten, da sie zu Gebärmutterkontraktionen und Dehydrierung führen können. Auch von Mineralöl, einem gängigen Mittel gegen Verstopfung, ist abzuraten, da es die

Aufnahme von Nährstoffen verschlechtern kann. Es gibt einige nützliche Kräuter zur Behandlung von Verstopfung: Anis, Kamille, getrocknete Brennnesseln, Zitronenmelisse und grüne Minze.

Hier einige einfache Kräuterzubereitungen:

Löwenzahnblätter

Frische Löwenzahnblätter können roh als Salat oder auch gedünstet gegessen werden. Aus getrockneten Löwenzahnblättern kann man Tee zubereiten (folgen Sie den Vorgaben für die Herstellung von Kräutertees auf Seite 126).

Bockshornklee-Tee

Bockshornklee kann man als Beuteltee kaufen, oder man bereitet aus den Samen des Bockshornklees selbst einen Tee zu. Dafür zerdrückt man einen Teelöffel Bockshornkleesamen, übergießt sie mit kochendem Wasser und lässt die Mischung drei bis fünf Minuten ziehen. Vielleicht reicht Ihnen bereits eine Tasse, doch bei Bedarf können Sie bis zu drei Tassen pro Tag trinken.

Eibischtee

Die Eibischwurzel ist nützlich, weil sie eine lindernde Wirkung bei Entzündungen hat. Und man kann einen Tee aus ihr herstellen. Folgen Sie den Vorgaben für die Herstellung von Kräutertees auf Seite 126, und trinken Sie zwei Tassen pro Tag.

Sennesblätter

Senna ist ein starkes Abführmittel und sollte nicht in der Stillzeit verwendet werden. In der Schwangerschaft sollten Sie Sennesblätter nur mit Bedacht verwenden und auch nur, wenn andere Mittel nicht helfen. Sennesblätter können Darmkrämpfe auslösen und sollten weder in großen Mengen noch über längere Zeit konsumiert werden. Überhaupt sollten Sennesblätter nur als Teil einer Kräutermischung verwendet

werden (siehe Rezept für Abführtee mit Kräutern), nie aber allein. In den meisten Drogeriemärkten kann man auch Abführmittel kaufen, die auf Senna basieren.
Wenn eine Umstellung der Ernährung und Kräuter nicht gegen die Verstopfung helfen, sprechen Sie mit Ihrem Arzt oder Ihrer Hebamme über eine sichere, sanfte und wirksame Möglichkeit, die etwas stärker ist.

Abführtee mit Kräutern

für 6 ½ Teelöffel Teekräuter

Zutaten

- 2 TL Kamillenblüten
- 2 TL Zitronenmelisse
- 2 TL Sennesblätter
- ½ TL Anis

Folgen Sie den Vorgaben für die Herstellung von Kräutertees auf Seite 126. Zwanzig Minuten ziehen lassen.

Dosierung

Trinken Sie eine Tasse.

Wadenkrämpfe

In der Schwangerschaft kann es zu Wadenkrämpfen kommen. Es handelt sich dabei um leichte Verspannungen und Schmerzen oder um stark ausstrahlende, schmerzhafte Krämpfe in den Waden. Das geschieht in der Regel nachts, wenn sich mehr Flüssigkeit ansammelt und der Körper müde ist. Meist beginnen die Wadenkrämpfe, wenn das Gewicht deutlich zugenommen hat. Einige einfache Bewegungen reichen oft aus, um Krämpfe zu lindern oder sogar zu verhindern. Wenn ein Wadenkrampf eintritt, strecken Sie das Bein, und ziehen Sie die Zehen in Richtung Kopf. Das nimmt den Krampf und lässt den Schmerz verschwinden. Strecken Sie die Zehen nie nach unten, da der Krampf so noch schlimmer wird. Wenn Sie sich abends ausruhen, lassen Sie die Knöchel langsam erst in eine Richtung kreisen und dann in die andere, um Krämpfen vorzubeugen.

Um Wadenkrämpfe zu vermeiden, können Sie auch Speisen essen, die viel Magnesium und Kalium enthalten. Magnesium kommt in vielen, weitverbreiteten Lebensmitteln vor. Dazu gehören Brokkoli, Nüsse, Sesam und Sonnenblumenkerne, Sojamilch, Spinat und Tofu. Besonders viel Kalium ist enthalten in getrockneten Aprikosen, Avocados, Bananen, Schokolade, Pistazien, Kürbiskernen und Sonnenblumenkernen.

Wadenkrampföl

für etwa 60 ml

Zutaten

- 60 ml Kräuteröl mit Johanniskraut
- 5 Trpf. Grapefruitöl
- 5 Trpf. Neroli-Öl

Folgen Sie den Vorgaben für die Herstellung von Massageölen auf Seite 121.

Anwendung

Gut schütteln. Reiben Sie vor dem Schlafengehen das Öl mit sanft kreisenden Aufwärtsbewegungen in die Unterschenkel ein.

Wohlbefinden, allgemeines

Die im Folgenden aufgelisteten nährstoffreichen Tees sollen Ihre Gesundheit in der Schwangerschaft unterstützen. Neben einem gesunden Kick bieten die köstlichen Kräutertees auch einen Anreiz, ein bisschen kürzerzutreten, sich einmal zu setzen und in Ruhe eine Tasse Tee zu genießen.

Schwangerschaftstee Nr. 1

für 2 Tassen Teekräuter

Zutaten

- ½ Tasse getr. Brennnesseln
- ½ Tasse getr. Pfirsichblätter
- ½ Tasse getr. Pfefferminzblätter
- ½ Tasse getr. Himbeerblätter

Folgen Sie der Herstellung von Kräutertees auf Seite 126. Lassen Sie den Tee eine viertel bis halbe Stunde ziehen.

Dosierung

Trinken Sie zwei bis drei Tassen pro Tag.

Schwangerschaftstee Nr. 2

für 2 Tassen Teekräuter

Zutaten

- 1 Tasse getr. Brennnesseln
- 1 Tasse getr. Himbeerblätter
- ½ Tasse getr. Luzerneblätter
- ½ Tasse getr. Hagebutten

Folgen Sie der Herstellung von Kräutertees auf Seite 126. Lassen Sie den Tee eine viertel bis halbe Stunde ziehen.

Dosierung

Trinken Sie zwei bis drei Tassen pro Tag.

Schwangerschaftstee Nr. 3

für 3 Tassen Teekräuter

Zutaten

- 1 Tasse getr. Luzerneblätter
- 1 Tasse getr. Brennnesseln
- 1 Tasse getr. Himbeerblätter

Folgen Sie der Herstellung von Kräutertees auf Seite 126. Lassen Sie den Tee zwanzig bis dreißig Minuten ziehen.

Dosierung

Trinken Sie zwei bis drei Tassen pro Tag.

Achtung!

Alle drei Tees sicherheitshalber nicht im ersten Schwangerschaftsdrittel zu sich nehmen, siehe Seite 93!

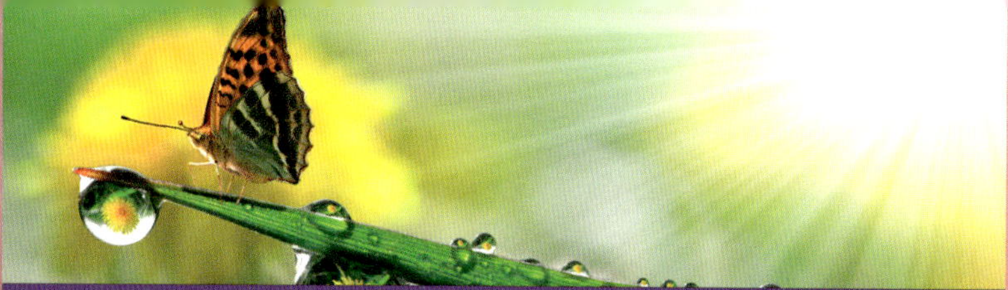

Kapitel 7 – Rezepte für die Geburt

Während der Entbindung können pflanzliche Mittel bei richtiger Anwendung eine sehr gute Alternative zur Schulmedizin sein. Wenn Sie vorhaben, zur Unterstützung der Geburt auf pflanzliche Mittel zurückzugreifen, ist es unabdingbar, mit Ihrem Arzt oder Ihrer Hebamme darüber zu sprechen, damit sie von Ihrem Plan wissen und Sie unterstützen können.

Als Kräuterfrau stehe ich Kräuteranwendungen misstrauisch gegenüber, welche die moderne Medizin imitieren sollen. Kräuter sollten verwendet werden, weil sie das gewünschte, positive Ergebnis bringen können. Ich halte es auch nicht für sinnvoll, eine Kräuterbehandlung zur Unterstützung der Geburt schon fünf Wochen vor dem Geburtstermin zu beginnen. Das ist in bestimmten Kreisen allerdings ein beliebtes Vorgehen.

Die Geburt eines Kindes ist ein wundervoller und natürlicher Prozess. Jeden Tag kommen Kinder ohne die Hilfe von Kräutern und Medikamenten zur Welt. Jede Art von Eingriff ist und bleibt ein Eingriff. Manchmal braucht es keinen Eingriff. Doch eine Behandlung mit pflanzlichen Mitteln kann dabei helfen, Wohlergehen und Sicherheit in den Wehen und bei der Entbindung zu verbessern.

In diesem Kapitel geht es um die verschiedenen Stadien der Entbindung – Eröffnungsphase, Übergangsphase, Austreibungsphase – genauso wie um Kreuzschmerzen, Geburt des Kindes und Plazentageburt. Auch der typische Ablauf einer jeden Phase wird genau beschrieben. Je nachdem können andere pflanzliche Mittel hilfreich sein.

VORSICHT BEI DER EINLEITUNG DER GEBURT

Wehen können mit Kräutern oder Arzneimitteln ausgelöst werden. Ich bin seit langen Jahren der Überzeugung, dass Wehen durch die Verwendung von Kräutern zu Hause nur ausgelöst werden sollten, wenn es von Vorteil für Mutter und Kind ist, nie aber vor Ablauf der einundvierzigsten Woche.
Die Geburt sollte auch nur unter professioneller Anleitung und Aufsicht eingeleitet werden. Wenn man die Geburt zu früh einleitet, kann das negative Folgen für Mutter und Kind haben.

Latenzphase der Eröffnungsperiode

Die Latenzphase dauert am längsten. Sie umfasst viele Stunden und manchmal sogar Tage. In dieser Zeit geht der Muttermund bis zu vier Zentimeter weit auf. In dieser Phase können Frauen folgende Anzeichen haben:

Zeichnungsblutung

In der Latenzphase bemerken die meisten Frauen etwas Blut auf dem Toilettenpapier, wenn Sie sich nach dem Wasserlassen abwischen. Es kann auch nach einer ärztlichen Untersuchung oder Geschlechtsverkehr zu leichten Blutungen kommen.

Leicht zu ertragende Wehen

In dieser Phase kommt es zu leichten Wehen. Sie dauern meist etwa dreißig Sekunden mit Pausen von bis zu zwanzig Minuten. Es sollte Ihnen noch gut möglich sein, während dieser Wehen zu sprechen. Alles ist gut, wenn die Wehen immer wieder kommen. Wenn nicht, rufen Sie Ihren Arzt oder Ihre Hebamme an.

Grippeähnliche Symptome Obwohl es normal ist, in dieser Phase grippeähnliche Symptome wie etwa Schüttelfrost zu haben, sollten Sie Ihren Arzt oder Ihre Hebamme anrufen, falls Sie Fieber bekommen.

Häufiger, flüssiger Stuhlgang Es ist normal, häufig auf die Toilette zu gehen, während Ihr Körper sich auf die Entbindung vorbereitet. Manche Frauen finden, ihr Stuhl rieche in diesem Moment stärker und beißender.

Schleimiger Ausfluss Der Abgang von etwas blutigem Schleim zu diesem Zeitpunkt ist normal. Es kann auch bedeuten, dass der Schleimpfropf sich löst. Dieser Schleimpfropf verschließt in der Schwangerschaft den Muttermund, um das Kind vor Infektionen zu schützen. Er löst sich kurz vor dem Geburtsbeginn. Er kann sich einen bis zwei Tag vor dem Beginn der Wehen lösen und wieder regenerieren. Ist der Schleimpfropf grün und übelriechend, sollten Sie Ihren Arzt oder Ihre Hebamme informieren.

Blasensprung In der Regel platzt die Fruchtblase nicht in diesem frühen Stadium der Eröffnungsphase. Es besteht jedoch immer die Möglichkeit eines vorzeitigen Blasensprungs, manchmal ein bis zwei Tage vor dem Beginn der Aktivphase.

Aktivphase der Eröffnungsperiode

Die Aktivphase folgt auf die Latenzphase, weist ebenfalls viele der aufgezählten Merkmale auf, ist aber intensiver. In diesem Abschnitt beträgt die Öffnung des Muttermundes etwa fünf bis acht Zentimeter.

Zeichnungsblutung

Leichte Blutspuren oder etwas mit Blut durchsetzter Schleim können nach dem Wasserlassen auf dem Toilettenpapier oder auch beim Aufstehen auf dem Bettlaken zu sehen sein.

Wehen

In dieser Phase sind die Wehen kräftiger und kommen häufiger, und sie dauern auch länger. Es wird Ihnen schwerer fallen, während dieser Wehen zu sprechen. Oder Sie können gar nicht mehr reden, weil die Wehen Ihre volle Aufmerksamkeit erfordern.

Blasensprung

In der Aktivphase ist ein Blasensprung wahrscheinlicher als in der Latenzphase. Informieren Sie Ihren Arzt oder Ihre Hebamme, wenn das Fruchtwasser dunkel verfärbt ist und schlecht riecht oder wenn Sie noch vor der siebenunddreißigsten Schwangerschaftswoche stehen.

Rückenschmerzen

In den Wehen können heftige Kreuzschmerzen auftreten. Sie werden von der Lage des Kindes ausgelöst. Oft, aber nicht immer, kommen die Kreuzschmerzen daher, dass das Kind in Richtung des Bauches der Mutter schaut. Dann übt sein Kopf Druck auf das Steißbein aus. Diese Position nennt man hintere Hinterhauptslage und die so geborenen Kinder werden auch als »Sternengucker« bezeichnet.
Diese Rückenschmerzen kann man mit Kräutern verringern. Hier einige Kräuter, die Abhilfe schaffen können:

Arnikagel

Obwohl die Verwendung von Arnikaöl in der Schwangerschaft bedenklich ist, kann man Gels, die aus Arnikablüten hergestellt werden, durchaus benutzen. Arnikagel wird in Apotheken und Naturkostläden verkauft.

Reissäckchen

Ihre Herstellung zu Hause ist leicht, und man kann sie erhitzen und ins Kreuz legen, um den Schmerz zu lindern. Um ein Reissäckchen herzustellen, füllen Sie eine Socke zu zwei Dritteln mit ungekochtem Reis. Knoten oder nähen Sie die Socke zu. Lassen Sie ein bisschen Platz, damit der Reis hin- und herbewegt werden kann. Oder Sie nähen ein kleines rechteckiges Kissen aus Baumwollstoff. Nähen Sie drei Seiten zu, füllen Sie das Kissen zu zwei Dritteln mit ungekochtem Reis, und nähen Sie die vierte Seite zu. Folgende Zusätze machen daraus eine Aromatherapie: getrocknete Lavendelblüten oder Pfefferminzblätter oder ein paar Tropfen Kamillen-, Lavendel-, Pfefferminz- oder Orangenöl.

Erwärmen Sie das Reissäckchen in der Mikrowelle für fünfundvierzig bis neunzig Sekunden. Da jede Mikrowelle eine andere Leistung hat, ist die genaue Dauer abhängig von Ihrem Modell und der Menge Reis, die Sie verwenden. Sie können das Reissäckchen auch in Folie wickeln und im Backofen bei 150 Grad Celsius etwa zwanzig bis dreißig Minuten erwärmen. Vor der Verwendung sollten Sie die Temperatur des Säckchens kontrollieren, Sie wollen sich schließlich nicht verbrennen. Wenn es zu heiß ist, lassen Sie es abkühlen, bis es eine angenehme Temperatur erreicht hat. Ist das Päckchen nicht heiß genug, legen Sie es wieder in die Mikrowelle und erhitzen es in Zehn-Sekunden-Schritten weiter. Es hat sich als vorteilhaft erwiesen, ein Handtuch zwischen Haut und Reissäckchen zu legen.

Einreibemittel gegen Kreuzschmerzen

für unterschiedliche Mengen

Zutaten

- 2 ½ Tassen Wodka
- 80 g getr. Arnikablüten
- 80 g getr. Lavendelblüten
- 80 g getr. Johanniskraut

Folgen Sie den Vorgaben für die Herstellung von Einreibemitteln auf Seite 124.

Anwendung

Auf den betroffenen Bereich auftragen.

Achtung!

Nicht auf offenen Wunden und rissiger Haut verwenden.

Übergangsphase

Die Übergangsphase ist der kürzeste Abschnitt bei einer Geburt, kann die Mutter aber stark beanspruchen und ermüden. In diesem Abschnitt geht die Eröffnungsphase in die Austreibungsphase über, und der Muttermund weitet sich auf zehn Zentimeter. Die Übergangsphase lässt sich folgendermaßen charakterisieren:

Angst und Hilflosigkeit

Zu diesem Zeitpunkt können Sie von Gefühlen überwältigt werden. Vielleicht weinen Sie oder fühlen sich nicht geliebt. Man sollte sich dieser Möglichkeit bewusst sein und die Menschen warnen, die bei Ihnen sein werden. Sie sollten mit Verständnis reagieren, wenn es dazu kommt.

Übelkeit und Erbrechen

In dieser Phase müssen sich Frauen manchmal übergeben, oder sie verspüren zumindest Brechreiz. Sie sollten also ein Gefäß zur Hand haben, etwa eine Plastikschüssel oder einen

Eimer. Es kann hilfreich gegen den Brechreiz sein, an Ingwer-, Pfefferminz- oder Minzöl zu schnuppern. Geben Sie einen Tropfen auf einen Waschlappen, und halten Sie ihn sich unter die Nase.

Pressdrang Vielleicht verspüren Sie schon den Drang zu pressen, warten Sie aber noch.

Druck auf Scheide und Enddarm Sie werden Druck auf Ihrer Scheide und dem Enddarm verspüren und vielleicht auf die Toilette gehen wollen.

Zittern und Schüttelfrost Obwohl sich beides beunruhigend anfühlt, kann es in der Übergangsphase durchaus sein, dass Sie zittern oder Schüttelfrost haben.

Blasensprung Zu diesem Zeitpunkt sollte das Fruchtwasser normalerweise abgehen. Es kann allerdings sein, dass Ihr Arzt oder Ihre Hebamme die Fruchtblase bereits eröffnet haben, falls das zu ihrem üblichen Vorgehen gehört.

Stärkere und längere Wehen Sie müssen sich nun ganz auf Ihre Wehen konzentrieren. Da die Wehen jetzt auch schneller hintereinander kommen, haben Sie weniger Zeit, sich auszuruhen. Trotzdem gelingt es manchen Frauen, in der Übergangsphase auch einmal eine Minute am Stück zu schlafen.

Raumspray für die Übergangsphase

für 120 ml

Zutaten

- 120 ml Wasser
- 15 Trpf. Mandarinenöl
- 10 Trpf. Bergamotteöl
- 10 Trpf. Muskateller-salbeiöl
- 10 Trpf. Lavendelöl

Folgen Sie den Vorgaben für die Herstellung von Raumsprays auf Seite 121.

Achtung!

Es handelt sich um eine sehr kräftige Mischung. Sprühen Sie den Nebel von sich weg. Richten Sie das Spray nie auf sich selbst.

Anmerkung

Diese Mischung ätherischer Öle beruhigt und erdet Sie. Sie wirkt stimmungsaufhellend.

Tinkturmischung für die Übergangsphase

für unterschiedliche Mengen

Zutaten

- 1 Teil Grünhafer
- 1 Teil Herzgespann-blätter
- ½ Teil Zitronen-melisse
- 1 Teil Helmkraut-blätter

Folgen Sie den Vorgaben für die Herstellung von Tinkturen auf Seite 129f.

Dosierung

Bei Bedarf in der Übergangsphase zwanzig bis dreißig Tropfen verwenden.

Die Geburt des Kindes

Nach dieser Übergangsphase beginnt die Austreibungsphase. Zwischen beiden können die Wehen etwas nachlassen, weil Ihr Körper sich auf das Pressen vorbereitet. Manche Frauen nutzen den Augenblick für ein Nickerchen. Viele der genannten Merkmale aus der Übergangsphase gelten auch für die Austreibungsphase, vor allem der verstärkte Druck auf Scheide und Enddarm und der zunehmende Drang, zu pressen.

Mit dem Kopfaustritt beginnt die eigentliche Kindsgeburt. Manche Frauen verspüren beim Kopfaustritt ein starkes Brennen. Sobald Sie dieses Brennen spüren, hören Sie auf zu pressen! Das ist nötig, damit Sie nicht reißen oder ein Dammschnitt nötig wird. Entspannen Sie sich, und atmen Sie tief ein und aus, um das brennende Gefühl zu verringern. Das Gefühl hält nur kurz an, dann stellt sich ein Taubheitsgefühl ein, das ganz natürlich ist und die Wirkung einer Betäubung hat. Der Kindskopf dehnt die Scheide so sehr, dass die Nerven darin blockiert werden.

Ihr Arzt oder Ihre Hebamme werden Ihnen sagen, wann Sie pressen sollen und wann nicht. Hier einige Wege, um den Pressdrang zu unterdrücken:

- Lehnen Sie sich zurück, lassen Sie Ihren ganzen Körper schlaff werden, und atmen Sie tief ein und aus.
- Unternehmen Sie willentlich den Versuch, die Muskeln am Damm zu entspannen. Atmen Sie, und stellen Sie sich vor, wie der Bereich aufblüht, sich entspannt und sich öffnet.
- Lassen Sie Ihre Wehen die Arbeit machen.
- Inhalieren Sie mit Lavendelöl, um die Entspannung zu fördern.

Ist das Kind erst einmal geboren, benötigen Sie keine speziellen Kräutermittel mehr. Sie sollten Ihr Kind jetzt im Arm halten, es wiegen und es stillen. Kinder wollen gehalten und geliebt werden. Arzt oder Hebamme können das Kind auch auf Ihrem Bauch untersuchen. Wenn alles in Ordnung ist, kuscheln und stillen Sie einfach weiter. Ihr Kind und Sie sollten jetzt Hautkontakt haben. Sollte es Komplikationen geben, werden Ärzte und Hebammen in der Regel versuchen, alles so zügig wie möglich zu erledigen, damit Sie Ihr Kind schnellstmöglich wieder im Arm halten können.

Nach der Geburt sind Sie vermutlich hungrig. Gönnen Sie sich eine nahrhafte Suppe und eine Tasse Tee. Aber seien Sie nicht überrascht, wenn Sie lieber eine ganze Pizza essen wollen!

Die Geburt der Plazenta

Nach der Kindsgeburt kommt die Plazentageburt. Es kann nur einige Minuten, aber auch eine Stunde dauern, bis die Plazenta sich löst. Nachdem die Plazenta geboren ist, kommt es normalerweise zu einer starken, aber beherrschbaren Blutung.

Löst sich die Plazenta nicht richtig, kann das lebensbedrohlich sein. Nach der Ablösung der Plazenta kontrahiert die Gebärmutter, wodurch die Blutgefäße sich zusammenziehen. Wenn die Plazenta noch nicht geboren ist, kann die Gebärmutter diese Funktion nicht ausüben. Die Blutgefäße müssen sich schließen, sonst geht die Blutung weiter. Das kann zu einer Hämorrhagie führen, und die Mutter könnte dann eine Bluttransfusion benötigen.

In Fachkreisen gibt es geteilte Meinungen zum Umgang mit der Nachgeburt. Hebammen ziehen nicht an der Nabelschnur, um die Plazenta zu lösen, andere Geburtshelfer vielleicht schon. Dazu zieht man nicht nur an der Plazenta, sondern übt auch Druck auf den Bauch aus, um die Plazenta austreten zu lassen. Ich lehne dieses Vorgehen ab, weil es zu einer Hämorrhagie kommen könnte, wenn man die Plazenta herauszieht, bevor sie sich von selbst von der Gebärmutterwand gelöst hat. Es gibt Kräutertinkturen, die helfen können, die Plazenta auf natürlichem Weg zu gebären. Dazu gehören Engelwurz, blauer Hahnenfuß und Himbeerblätter.
Hier eine Zusammenfassung dessen, womit Sie bei der Plazentageburt rechnen müssen. Sie werden merken, dass die Wehen abebben, da Ihr Körper auf die Nachgeburt wartet. Sobald sich die Plazenta vollständig löst, nach unten kommt und nach draußen gleitet, werden Sie noch einmal den leichten Drang zu pressen verspüren. Sie möchten die Plazenta vielleicht gar nicht herauspressen, weil Sie verständlicherweise bereits erschöpft sind, doch Sie müssen bereit sein, zu tun, was Arzt oder Hebamme Ihnen raten. Auch in dieser Phase werden Sie noch Unterstützung brauchen. Und es kann sein, dass Sie noch einmal ein schmerzhaftes Rütteln in der Scheide wahrnehmen, doch es dürfte auffällig zart sein.

Verzögerte Nachgeburt

Jeder Geburtshelfer hat seine eigene Meinung darüber, wie lange es dauern sollte, bis die Plazenta von allein kommt. Wenn diese Zeit um ist, können die Geburtshelfer die Plazentageburt durch verschiedene Techniken anregen. Zum Beispiel kann man die Mutter ermutigen, zu stillen, denn das

kann den Austritt der Plazenta anstoßen. Zusätzlich kann man die Mutter bitten, sich etwas mehr aufzurichten.
Es gibt eine Reihe von Kräutern, welche die Geburt der Plazenta anregen können. Hier einige Beispiele:

Engelwurzextrakt

Geben Sie einen Tropfen davon unter die Zunge, und nehmen Sie dann einen Schluck Wasser.

Mutterkrauttee

Die Zubereitung kann erfolgen, sobald die Wehen einsetzen. Geben Sie vier Teelöffel Mutterkraut in ein großes Schraubglas, und füllen Sie es mit einem Liter kochendem Wasser. Lassen Sie es dreißig Minuten bei Zimmertemperatur stehen. Schrauben Sie den Deckel auf und stellen es in den Kühlschrank. Tassenweise trinken.

Heißer Basilikumtee

Folgen Sie den Vorgaben für die Herstellung von Kräutertees auf Seite 126. Tassenweise heiß trinken.

Eine Reihe anderer Kräuter werden erst verwendet, nachdem die Plazenta geboren ist. Eine Mischung mit Frauenmantel, ein Tee mit Schafgarbe und Hirtentäschel sowie eine Mischung aus Berufkraut- und Zimttinktur (alle Rezepte im Anschluss) sollen Blutungen stoppen, die nach der Plazentageburt normal sind. Eine Hämorrhagie dagegen ist nicht normal. Sollten die Blutungen nicht aufhören, muss eine notmedizinische Betreuung erfolgen.

Tinkturmix mit Frauenmantel

für 1/2 Tasse

Zutaten

- 3 EL Baumwolltinktur
- 2 EL Frauenmanteltinktur
- 1 EL Zimttinktur
- 1 EL Honig
- 1 EL Hirtentäscheltinktur

Alle Zutaten in einer sauberen Flasche mischen, die etwa 150 Milliliter fasst. Deckel aufsetzen und fest verschließen. Gut schütteln.

Dosierung

Bei Bedarf einen Teelöffel einnehmen, um die Blutung zu stoppen. Nehmen Sie bis zu acht Teelöffel, bis die Blutung aufhört.

Anmerkung

Erst nach der Plazentageburt verwenden.

Tee mit Schafgarbe und Hirtentäschel

für 4 Tassen Tee

Zutaten

- 30 g getr. Schafgarbeblätter
- 30 g getr. Hirtentäschelblätter

Beide Zutaten in ein sauberes Schraubglas gegen, zuschrauben und schütteln. Geben Sie acht Esslöffel der Teemischung in eine Teekanne. Gießen Sie vier Tassen kochendes Wasser darüber. Deckel auflegen und dreißig Minuten ziehen lassen. Abseihen.

Dosierung

Trinken Sie eine Vierteltasse bis zu einer Tasse auf einmal. Sie können bei Bedarf bis zu vier Tassen trinken, um die Blutung zu stillen.

Anmerkung

Erst nach der Plazentageburt verwenden. Bei Bedarf leicht süßen.

Tinktur mit kanadischem Berufkraut und Zimt

für 1/4 Tasse

Zutaten

- 3 EL Tinktur vom kanadischen Berufkraut
- 1 EL Zimttinktur

Alle Zutaten in einem sauberen Fläschchen mischen, das etwa 60 Milliliter fasst. Deckel aufsetzen und fest verschließen. Vorsichtig schütteln.

Dosierung

Bei Bedarf einen halben Teelöffel einnehmen.

Höchstdosis

Innerhalb von zwei Stunden bis zu sechs Dosen.

Anmerkung

Erst nach der Plazentageburt verwenden.

Hämorrhagien (massive Blutungen)

Von einer Hämorrhagie nach der Geburt spricht man, wenn der Blutverlust nach der natürlichen Geburt mehr als fünfhundert Milliliter beträgt und nach einem Kaiserschnitt mehr als einen Liter. Hämorrhagien sind in den Industrieländern die verbreitetste Todesursache nach einer Geburt und auch weltweit einer der Hauptgründe. Es handelt sich also um eine ernste Komplikation.

Die meisten Hebammen und Ärzte folgen im Falle einer postnatalen Hämorrhagie einem festen Protokoll. Mütter, die nach einer vorangegangenen Geburt bereits einmal massive Blutungen hatten, tragen ein größeres Risiko. Sollte Ihnen das in der Vergangenheit widerfahren sein, weisen Sie Ihren Arzt oder Ihre Hebamme unbedingt darauf hin. Auch auf eine vorliegende Gerinnungsstörung sollten Sie hinweisen.

Die Hauptursachen für massive Blutungen nach der Geburt sind Uterusatonie, Verletzungen, Plazentaretention und eben eine Störung der Blutgerinnung.

Tonus

Unter Uterusatonie versteht man eine Kontraktionsschwäche der Gebärmutter. Die Gebärmutter ist nicht in der Lage, sich zusammenzuziehen und die Blutgefäße zu verschließen. Das kann zu andauernden Blutungen führen. Auch Reste von Plazentagewebe und Infektionen können zu einer Uterusatonie führen.

Trauma

Aufgrund einer Geburtsverletzung können Gewebe und Blutgefäße reißen, was zu massiven Blutungen nach der Geburt führen kann.

Gewebe

Wenn Gewebereste von Plazenta oder Kind nicht ausgeschieden werden, kann es zu starken Blutungen kommen. Deshalb überzeugen sich Ärzte und Hebammen nach der Geburt auch immer davon, dass die Plazenta vollständig ist.

Thrombin

Eine Hämorrhagie kann auftreten, wenn das Blut nicht gerinnt. Thrombin ist das Enzym, das die Blutgerinnung auslöst. Man spricht hier von einer Gerinnungsstörung.

Bei natürlichen Geburten und Geburten ohne große Eingriffe kommt es seltener zu einer Hämorrhagie. Um das Risiko massiver Blutungen zu verringern, hält man die Mütter an, sich in der Schwangerschaft bewusst zu ernähren und viel zu ruhen.
Im Folgenden die Rezepte für einige Mittel gegen Hämorrhagien, die im Voraus zubereitet werden sollten, für den Fall, dass sie benötigt werden. Sollte eine Mutter an massiven

Blutungen leiden, muss sie natürlich überwacht und medizinisch versorgt werden. Die Mutter sollte ins Krankenhaus gebracht werden, falls die Kräuter keine Wirkung zeigen.

Tee bei Blutungen

für 2 Tassen Teekräuter

Zutaten

- 1 Tasse getr. Brennnesseln
- 1 Tasse getr. Himbeerblätter

Folgen Sie den Vorgaben für die Herstellung von Kräutertees auf Seite 126.

Dosierung

Trinken Sie drei bis vier Tassen in den ersten vierundzwanzig Stunden nach der Entbindung.

Extraktmischung Nr. 1 bei Blutungen

für 1/4 Tasse

Zutaten

- 2 EL Hirtentäschelextrakt (aus Samen, Blättern oder Blüten)
- 2 EL Schafgarbeextrakt

Geben Sie die Zutaten in eine kleine Flasche. Gut verschließen und sanft schütteln.

Dosierung

Rühren Sie einen halben Teelöffel der Mischung in warmes Wasser. Trinken Sie jede halbe Stunde eine solche Dosis.

Extraktmischung Nr. 2 bei Blutungen

für 3 ¼ Teelöffel

Zutaten

- 1 TL Herzgespann-extrakt (aus Blättern)
- 1 TL Hirtentäschel-extrakt (aus Samen, Blättern od. Blüten)
- 1 TL Hamamelis-extrakt (aus Blättern od. Rinde)
- ¼ TL Extrakt aus der Wurzel des blauen Hahnenfußes

Geben Sie alle Zutaten in eine kleine Flasche. Gut verschließen und sanft schütteln.

Dosierung

Für die Dosierung verwenden Sie die Pipette eines Pipettenfläschchens. Nehmen Sie zwei solche Dosen oral ein. Anschließend trinken Sie frisch gepressten Obst- oder Gemüsesaft. Bei Bedarf wiederholen Sie die Prozedur nach einer Minute und noch einmal nach zehn Minuten.

Extraktmischung Nr. 3 bei Blutungen

für 2 Teelöffel

Zutaten

- 1 TL Herzgespann-extrakt (aus Blättern und Blüten)
- 1 TL Zaubernuss-extrakt (aus Blättern oder Rinde)

Geben Sie alle Zutaten in eine kleine Flasche. Gut verschließen und sanft schütteln.

Dosierung

Für die Dosierung verwenden Sie die Pipette eines Pipettenfläschchens. Nehmen Sie zwei solche Dosen oral ein. Bei Bedarf wiederholen Sie die Prozedur nach zehn Minuten.

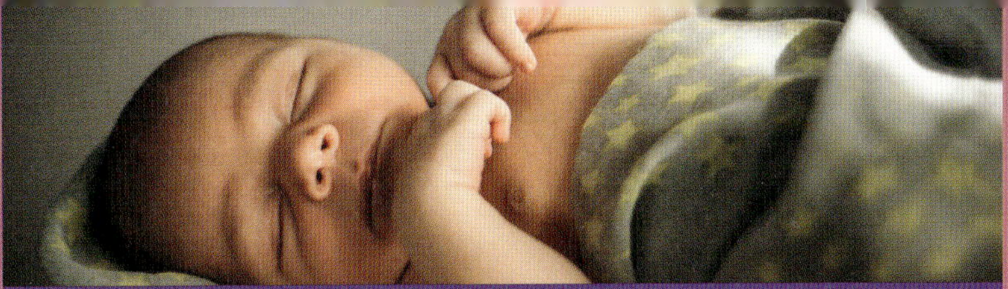

Kapitel 8 – Rezepte für Wochenbett und Stillzeit

Das Wochenbett umfasst die ersten acht Wochen nach der Geburt. In dieser Zeit muss die Mutter sehr gut auf sich und das Kind achtgeben. Für die Mutter ist es in dieser Zeit besonders wichtig, sich ausgewogen zu ernähren. Frisches Obst und Gemüse sind von höchster Wichtigkeit, genau wie Eiweiß und Vollkornprodukte. Schließlich hängt ein gestilltes Kind von der Mutter ab. Das Stillen ist ein sehr intensiver Austausch zwischen zwei Menschen. Dabei entsteht eine starke Bindung zwischen Mutter und Kind, die ein Leben lang anhält.

Stillen ist das Beste für Ihr Kind. Legen Sie es so häufig wie möglich an, vor allem in den ersten Tagen nach der Geburt. In dieser Zeit enthält Ihre Milch das Kolostrum, das voller Proteine und Antikörper steckt. Sie helfen dem Immunsystem Ihres Kindes. Um den Milchfluss anzuregen, trinken Sie ganz viel Wasser, Kräutertee und frisch gepresste, vitaminreiche Obst- und Gemüsesäfte.

Kräutermittel können die Versorgung mit Nährstoffen unterstützen und das Stillen erleichtern. Das sind zwei der wichtigsten Themen im Wochenbett. Ein weiterer wichtiger Punkt ist die Pflege der Brust, denn es kann zu wunden, offenen Brustwarzen, Milchstaus und sogar Brustentzündungen kommen.

Die Zeit nach der Geburt

Wochenbettdepressionen sind ein ernst zu nehmendes und häufiges Thema. Auch hier können Kräuter hilfreich sein, weshalb ein Teil des Kapitels diesem Punkt gewidmet ist. Während dieser Zeit sollten Sie versuchen, sich mit Menschen zu umgeben, die Ihnen helfen und Ihnen emotional beistehen können. Stellen Sie aber sicher, dass alle, die zu Besuch kommen, sich die Hände waschen, bevor sie Sie oder Ihr Kind berühren. Um Ansteckungen zu vermeiden, versuchen Sie, mit Ihrem Kind mindestens zehn Tage zu Hause zu bleiben, bevor Sie nach draußen gehen.

Es gibt noch einige andere Aspekte, die häufig Thema im Wochenbett sind, wie Rückenschmerzen und Nachwehen. Andere Komplikationen wie eine Vorwölbung der Harnblase (Zystozele) oder des Enddarms (Rektozele) in die Scheide sind nicht so verbreitet, sollten aber unbedingt zur Kenntnis genommen werden.

Wie in allen Phasen der Schwangerschaft werden Sie auch jetzt wissen wollen, was in Ihrem Körper vorgeht. Hier einige Vorkommnisse:

Blutungen

Es ist normal, nach der Entbindung Blutungen zu haben. Man bezeichnet sie als Wochenfluss, und der hält in der Regel etwa sechs Wochen an. Bei manchen Frauen versiegt er jedoch wesentlich früher. Am Anfang besteht der Wochenfluss aus leuchtend rotem Blut. Dieses wird im Verlauf immer bräunlicher und ist zum Schluss ganz braun. In der ersten Woche wird der Ausfluss aussehen wie eine normale Monatsblutung und dann immer schwächer werden. Sie werden auch einige Blutklumpen darunter wahrnehmen; das ist normal. Nach der ersten Woche nehmen die Blutungen ab,

bis sie einer sehr leichten Periode ähneln. Mit der Zeit geht das Ganze in eine Schmierblutung über und hört dann in der Regel ganz auf.
Sie sollten Binden und keine Tampons, Schwämme oder Menstruationstassen verwenden, da im Wochenbett eine erhöhte Infektionsgefahr besteht. Sie sollten auch auf Geschlechtsverkehr verzichten.

Blutklumpen

Vielleicht entdecken Sie Klumpen im Wochenfluss und haben Krämpfe während des Stillens. Das ist nach einer Entbindung recht normal. Rufen Sie aber Ihren Arzt oder Ihre Hebamme an, falls Sie heftig bluten, die Klumpen größer als ein Tischtennisball sind und Ihre Temperatur auf über achtunddreißig Grad Celsius ansteigt.

Sekundäre Hämorrhagie

Wenn die Stärke der Wochenbettblutung zunimmt oder Sie mindestens alle zwei Stunden die Binde wechseln müssen, melden Sie sich bei Ihrem Arzt, um eine sekundäre Hämorrhagie auszuschließen. Dazu kann es aus heiterem Himmel kommen. Wenn die Blutungen plötzlich wieder hellrot sind und stärker werden, ist das ein unmissverständliches Zeichen dafür, kürzer zu treten. Informieren Sie Arzt oder Hebamme, falls das Blut oder der Ausfluss einen fauligen Geruch hat oder wenn Sie sich unwohl fühlen, Durchfall haben und fiebern.

Wundschmerz

Ihr Damm ist wahrscheinlich für einige Tage oder sogar Wochen wund und schmerzt. Dieser Wundschmerz wird nach einem Dammschnitt länger anhalten. Er wird Ihnen Unannehmlichkeiten bereiten, vor allem beim Sitzen und Gehen oder beim Wasserlassen. Um die Beschwerden zu verringern, spülen Sie den Damm nach dem Wasserlassen mit warmem

Wasser. Während Sie noch auf der Toilette sitzen, gießen Sie das Wasser aus einem Becher über den Damm und tupfen ihn dann vorsichtig trocken. Versuchen Sie es auch mit Sitzbädern und Kompressen.

VERWENDEN SIE DIE REZEPTE AUS DIESEM KAPITEL NUR NACH DER GEBURT

Kräutermittel, die man bedenkenlos nach der Geburt des Babys anwenden kann, sind in der Schwangerschaft oder unter der Geburt vielleicht nicht unbedenklich. Eine Reihe ätherischer Öle (siehe Seite 44 ff.) und Kräuter (siehe Seite 110 ff.) ist während der Schwangerschaft problematisch. Einige dieser Zutaten können im Wochenbett jedoch gefahrlos angewendet werden.

Ich erwähne das, um noch einmal darauf hinzuweisen, dass ein Mittel in der Schwangerschaft und bei der Entbindung nicht unbedenklich ist, nur weil es in diesem Kapitel auftaucht.

Die ersten achtundvierzig Stunden

Nach den Strapazen der Geburt muss eine junge Mutter erst einmal neue Kraft tanken. Dafür sind Kräutertees genau das Richtige. Ich bereite meinen Kraftspendertee in der Regel gleich literweise zu und verabreiche ihn den jungen Müttern in den ersten 48 Stunden nach der Entbindung. Frauen sagen, dass sie den Geschmack lieben und das Gefühl, das er auslöst. Er ist entspannend und nahrhaft, enthält viel Vitamin C sowie andere Vitamine, Flavonoide und Mineralstoffe.

Kraftspendertee

für etwa 4 Tassen Teekräuter

Zutaten

- 1 ½ Tassen getr. Zitronenmelisse
- 1 Tasse getr. Kamillenblüten
- 1 Tasse getr. Hibiskusblüten
- 1 ½ Tassen getr. Rosenblätter
- 2 EL getr. Hagebutten
- 1 EL getr. Lavendelblüten

Folgen Sie den Vorgaben für die Herstellung von Kräutertees auf Seite 126. Geben Sie fünf bis zehn Esslöffel Teekräuter in einen großen Getränkespender mit Zapfhahn. Füllen Sie ihn mit drei bis vier Litern kochendem Wasser, und lassen Sie den Tee zugedeckt eine halbe Stunde ziehen. Vor dem Trinken abseihen.

Dosierung

Trinken Sie in den ersten achtundvierzig Stunden nach der Entbindung fünf bis sechs Tassen am Tag, bei Bedarf auch weniger oder mehr.

Anmerkung

Diesen Kräutertee kann man warm oder kalt genießen.

WAS EINE TASSE TEE BEWIRKEN KANN

Die Zeit des Wochenbetts ist eine wunderbare Gelegenheit, um sich bei einer Tasse Kräutertee wie dem Kraftspendertee (siehe oben) zu entspannen. Er sollte in den ersten achtundvierzig Stunden nach der Entbindung getrunken werden. Wenn Sie im Wochenbett regelmäßig verschiedene Kräutertees trinken, versorgen Sie Ihren Körper mit Mineralien, Vitaminen und anderen Nährstoffen. Außerdem liefern Kräutertees wertvolle Flüssigkeit, was den Milchfluss fördert. So können Sie Ihr Kind erfolgreich stillen. Und wenn die Zeit nach der Geburt sehr zehrend ist, können Sie wenigstens einmal durchatmen, wenn Sie sich ein paar Minuten nehmen, sich hinsetzen und eine köstliche Tasse Tee genießen. Außerdem macht es Spaß und ist kreativ, neue Teemischungen zu entdecken und auszuprobieren.

Stillen und Milchfluss

Stillende Mütter können manchmal Angst haben, ob ihre Milch reicht. Viele haben aber keine Probleme. Wenn Sie erfolgreich stillen wollen, müssen Sie gesund essen, ausreichend Flüssigkeit zu sich nehmen, genug ausruhen und beharrlich sein. Sie müssen Ihr Kind nämlich oft anlegen, auch in der Nacht. Säuglinge sollen nämlich noch nicht durchschlafen, also müssen Sie oft und auf Verlangen gestillt werden. Ein Kind, das ausreichend zunimmt, bekommt sicher genug Milch, und ein Kind, das sechs bis acht Windeln am Tag nass macht und Stuhlgang hat, erhält ebenfalls genug Nahrung.

Angst und Anspannung können die Fähigkeit einer Mutter, zu stillen, beeinträchtigen. Wenn das auf Sie zutrifft, können Aromatherapie und Kräuter Ihnen helfen zu entspannen. Ätherische Öle wie Kamille, Muskatellersalbei, Lavendel und Orange können in Diffusern überall im Haus verwendet werden, damit Sie sich entspannter und friedvoller fühlen. Oder fügen Sie Badewasser, Shampoo, Körperlotion oder Waschpulver einige Tropfen hinzu. Kräuter wie Katzenminze, Kamille, Hopfen, Zitronenmelisse und Lavendel wirken sanft und beruhigend auf Körper und Geist. Sie helfen Ihnen, langsamer zu machen und während des Stillens ruhig zu bleiben. Trinken Sie leicht gesüßten Tee mit diesen Kräutern.

Vernünftiges, gesundes Verhalten fördert den Milchfluss. Dazu gehört auch Folgendes:

- Trinken Sie mindestens zwei Liter pro Tag. Kräutertee ist dafür sehr gut geeignet. Kaffee und zuckerhaltige Erfrischungsgetränke sollten Sie reduzieren, da sie zur Dehydrierung beitragen können.

KRÄUTER, DIE DEN MILCHFLUSS VERSTÄRKEN

Hier eine Liste mit Kräutern, die den Milchfluss verstärken können. Man kann diese Kräuter als Tee (siehe Seite 126) oder Tinktur (zehn bis dreißig Tropfen, zwei- bis viermal pro Tag) zu sich nehmen:

- Benediktenkraut
- Bockshornklee
- Brennnessel
- Eibisch
- Fenchel
- grüne Minze
- Hafer
- Haferstroh
- Himbeerblätter
- Hopfen
- Koriander
- Löwenzahnblätter/-wurzel (siehe Anmerkung)
- Luzerne
- Rotulmenrinde
- Shatavari (siehe Anmerkung)

Anmerkung: Frische Löwenzahnblätter in Salaten, Suppen oder anderen Gerichten können den Milchfluss wirksam unterstützen. Shatavari ist in Indien und China ein verbreitetes Mittel zur Anregung des Milchflusses.

- Nehmen Sie genug Kalorien zu sich (mehr noch als in der Schwangerschaft!), um reichlich Milch zu produzieren. Erhöhen Sie Ihre Kalorienzufuhr um fünfhundert Kalorien täglich.
- Stillen Sie Ihr Kind, wenn es gestillt werden möchte. Anzeichen dafür sind Tasten nach der Brust, Saugen an der geballten Faust, schmatzende Geräusche und schließlich Weinen.
- Massieren Sie die Brust, um den Milchfluss anzuregen (siehe Seite 226).

Man bezeichnet Kräuter und andere Substanzen, welche milchtreibend wirken, fachsprachlich als Galaktagoga. Die meisten Wöchnerinnen benötigen kein Galaktagogum, obwohl manche wirklich wenig Milch haben. Berufstätige

Frauen verwenden manchmal milchtreibende Mittel, um die Milchmenge beim Abpumpen zu erhöhen, sodass sie genügend Milch vorrätig haben, wenn sie nicht zu Hause sind. Sie tun das vielleicht, obwohl der Milchfluss ausreichend ist, wenn sie ihr Kind stillen.

Zusätzlich zu den Kräutern hat man immer auch Bier als milchtreibendes Mittel in Betracht gezogen, doch eindeutige Beweise dafür gibt es nicht. Außerdem ist davon abzuraten, in der Stillzeit Alkohol zu trinken. Eine Alternative für stillende Mütter ist Malzbier, ein alkoholfreies Getränk aus Gerste und Hopfen, das den Milchfluss fördern kann.

Mutters Milchtee

für etwa 3 Tassen Teekräuter

Zutaten

- 1 Tasse Katzenminze
- 1 Tasse getr. Kamillenblüten
- ½ Tasse getr. Borretschblätter und -blüten
- ¼ Tasse Fenchelsamen
- 2 EL getr. Lavendelblüten

Folgen Sie den Vorgaben für die Herstellung von Kräutertees auf Seite 126. Geben Sie einen Esslöffel Teekräuter auf eine Tasse kochendes Wasser. Zehn Minuten ziehen lassen.

Dosierung

Trinken Sie zwei bis drei Tassen pro Tag.

Variante

Um einen etwas stärkeren Tee aufzusetzen, geben Sie eine Vierteltasse Teekräuter in einen Krug. Gießen Sie kochendes Wasser darüber und lassen Sie alles zugedeckt zwanzig Minuten ziehen.

Mamas Milch

für 3 ¼ Tassen Teekräuter

Zutaten

- 1 Tasse getr. Brennnesseln
- 1 Tasse Himbeerblätter
- ½ Tasse Benediktenkraut
- ½ Tasse Fenchel, zerstoßen
- ¼ Tasse Bockshornkleesamen, zerstoßen

Folgen Sie den Vorgaben für die Herstellung von Kräutertees auf Seite 126. Gießen Sie eine Tasse Wasser in einen kleinen Topf, und erwärmen Sie es bei mittlerer Hitze, bis das Wasser leicht zu sieden beginnt. Falls nötig, schalten Sie herunter, damit es bei dem leichten Sieden bleibt. Fügen Sie zwei Teelöffel der Kräutermischung hinzu, legen Sie den Deckel auf, und lassen Sie alles zehn Minuten köcheln. Vor dem Trinken abseihen.

Dosierung

Trinken Sie zwei bis drei Tassen pro Tag.

Anmerkung

Obwohl das bei den meisten Kräutertees gar nicht nötig ist, lasse ich diesen besonders gern auf dem Herd köcheln, um den größtmöglichen Nutzen zu haben.

Fenchel-Kümmel-Anis-Tee

für 2 ¼ Tassen Teekräuter

Zutaten

- 1 Tasse Himbeerblätter
- ½ Tasse Anis, zerstoßen
- ½ Tasse Fenchel, zerstoßen
- ¼ Tasse Kümmel, zerstoßen

Folgen Sie den Vorgaben für die Herstellung von Kräutertees auf Seite 126.

Dosierung

Trinken Sie zwei bis drei Tassen pro Tag.

Entspannungstee für stillende Mütter

für 4 Esslöffel frische Teekräuter
oder 8 Teelöffel getrocknete Teekräuter

Zutaten

- 1 EL frischer oder 2 EL getr. Borretsch
- 1 EL frische oder 2 EL getr. Kleeblätter und -blüten
- 1 EL frische oder 2 EL getr. Himbeerblätter
- 1 EL frische oder 2 EL getr. Hagebutten

Folgen Sie den Vorgaben für die Herstellung von Kräutertees auf Seite 126. Nehmen Sie einen Esslöffel frische oder zwei Esslöffel getrocknete Kräuter auf eine Tasse Wasser.

Dosierung

Trinken Sie zwei bis drei Tassen pro Tag.

Hinweis!

Dieser Tee fördert die Entspannung, ist aber auch ein sehr gutes Mittel für erkältete Mütter.

Massageöl zur Steigerung des Milchflusses

für etwa 2 Esslöffel

Zutaten

- 2 EL Trägeröl (s. Kasten Seite 32)
- 15 Trpf. Muskatellersalbei-, Fenchel- oder Geranienöl

Folgen Sie den Vorgaben für die Herstellung von Massageölen auf Seite 121.

Anwendung

Vor Gebrauch gründlich schütteln. Bevor Sie Ihre Brüste massieren, waschen Sie Ihre Hände mit Seife. Spülen Sie die Hände gründlich unter Wasser ab, um zu vermeiden, dass Seife an die Brustwarzen gelangt. Verwenden Sie bei der Massage die flache Seite der Finger und reiben Sie fest, aber behutsam. Fangen Sie oberhalb einer Brust an und nähern Sie sich mit kreisenden Bewegungen der Brustwarze. Nach mehreren Sekunden setzen Sie die Finger einige Zentimeter daneben wieder an und massieren erneut. Fahren Sie in diesem Rhythmus fort.

Tee für eine besorgte Mutter

für 3 ½ Tassen Teekräuter

Zutaten

- 1 Tasse getr. Borretschblätter und -blüten
- 1 Tasse getr. Herzgespannblätter
- 1 Tasse getr. Brennnesseln
- ½ Tasse getr. Pfefferminzblätter

Folgen Sie den Vorgaben für die Herstellung von Kräutertees auf Seite 126.

Dosierung

Trinken Sie zwei bis drei Tassen pro Tag.

Brustpflege in der Stillzeit

Die Brüste können in der Stillzeit sehr in Mitleidenschaft gezogen werden. Am häufigsten beschweren sich stillende Wöchnerinnen über schmerzende Brüste und wunde Brustwarzen. Ein Milchstau oder eine Mastitis sind jedoch schlimmer. Von Massagen bis hin zu Kräuteranwendungen gibt es sanfte und wirksame Wege, um Ihre Brüste gesund und funktionstüchtig zu erhalten.

Massageöl für schmerzende Brüste

für etwa 3 Esslöffel

Zutaten

- 3 EL Basisöl (s. Kasten Seite 32)
- 10 Trpf. Lavendelöl
- 10 Trpf. Kamillenöl (römische Kamille)
- 5 Trpf. Geranienöl

Folgen Sie den Vorgaben für die Herstellung von Massageölen auf Seite 121.

Anwendung

Siehe die obigen Anweisungen für das Massageöl zur Steigerung des Milchflusses.

Wunde Brustwarzen

Wunde Brustwarzen sind sehr schmerzhaft. Für stillende Mütter, die davon betroffen sind, gibt es viele Lösungen. Zum einen muss sichergestellt sein, dass der Säugling richtig angelegt wird und nicht zu viel vom Warzenhof mit ansaugt. Auch der falsche Gebrauch einer Milchpumpe kann in wunden Brustwarzen enden. Wenn Sie mit dieser Folge des Stillens oder Milchabpumpens zu kämpfen haben, meiden Sie Cremes, Seifen und sogar Waschmittel, die zu Hautreizungen führen könnten. Lassen Sie feuchte Brustwarzen auch immer an der Luft trocknen. Und versuchen Sie einige der folgenden natürlichen Mittel, um den Wundschmerz zu lindern und die Heilung zu fördern:

Muttermilch Am einfachsten ist es, sanft etwas von der eigenen Milch in die wunden Brustwarzen einzumassieren, um sie anschließend gründlich an der Luft trocknen zu lassen.

Kompressen Machen Sie Kompressen (siehe Seite 16f., 61) aus Zitronenmelisse oder Wegerich, und legen Sie diese auf Ihre Brustwarzen.

Sonnenlicht Ein kurzes Sonnenbad »oben ohne« (damit die zarte Haut keinen Sonnenbrand bekommt) kann bei wunden Brustwarzen helfen.

Wollfett oder Lanolin Nehmen Sie gereinigtes Wollfett, auch Lanolin genannt, und tragen Sie es sachte auf Brustwarzen und Warzenhöfe auf.

Wegerichbalsam Verwenden Sie ein fertiges Produkt, oder stellen Sie einen Balsam aus Kräuteröl mit Wegerich her (siehe Seite 124, 132). Sachte auf Brustwarzen und Warzenhöfe auftragen.

Zutaten

- 3 EL Mandel- oder Olivenöl
- 1 TL Weizenkeim- oder Vitamin-E-Öl
- 10 Trpf. Kräuteröl mit Ringelblume

Massageöl für wunde Brustwarzen

für etwa 3 Esslöffel

Folgen Sie den Vorgaben für die Herstellung von Massageölen auf Seite 121.

Anwendung

Vor Gebrauch gut schütteln. Vorsichtig mit zwei Fingern in kreisenden Bewegungen in die Brustwarzen einmassieren.

Milchstau

Ein Milchstau zeigt sich in einer schmerzhaften Schwellung und Verhärtung in der Brust. Die Haut über dem verstopften Milchkanal ist oft gerötet, was auch bei einer Brustentzündung oder Mastitis (siehe Seite 231 f.) der Fall ist. Ein Milchstau, der sich nicht auflöst, kann sich zu einer Mastitis entwickeln, die noch schmerzhafter ist. Die Wärme einer Dusche, eines Bades, eines Wärmekissens oder einer Kompresse kann Erleichterung verschaffen. Hier einige zusätzliche Tipps, um einen verstopften Milchgang wieder durchlässig zu machen:

Stillen

Sein Kind häufig zu stillen, ist die beste Möglichkeit, einen Milchstau aufzulösen.

Brust ausstreichen

In einer nicht komplett leer getrunkenen Brust kommt es leichter zu einem Milchstau. Streichen Sie die Brust immer aus, um sicher zu sein, dass sie ganz leer ist. Tun Sie das aber nicht während des Anlegens.

Heiße Kompressen

Kompressen mit Ringelblume, Beinwell, Petersilie und Wegerich sind oft hilfreich. Diese Kompressen sollten heiß sein.

Achten Sie aber darauf, sie nicht zu heiß aufzulegen, Sie wollen sich schließlich nicht verbrühen. Warten Sie nach der Kompresse eine halbe Stunde, bevor Sie das Kind wieder anlegen. Außerdem sollten Sie die Brüste vor dem Stillen sorgfältig abspülen.

Eibischkompresse oder -sud

Tauchen Sie die betroffene Brust in einen Sud aus Eibischwurzeln. Oder Sie legen eine Kompresse mit dem Eibischwurzelsud auf.

KRÄUTER, DIE GEMIEDEN WERDEN SOLLTEN

Es gibt eine Reihe von Kräutern, deren Verwendung in der Stillzeit sowohl äußerlich als auch innerlich bedenklich ist. Da bestimmte Pflanzen der stillenden Mutter, dem Kind oder beiden schaden könnten, sollten Sie sich vor der Anwendung über jede Pflanze genau informieren. Hier eine (nicht vollständige) Liste einiger bekannter Kräuter, die Sie nicht verwenden sollten, wenn Sie stillen:

- Blasentang
- chinesischer Engelwurz
- echter Alant
- echte Bärentraube
- Faulbaum
- Ginseng
- Huflattich
- Kava-Kava
- Kreosotbusch
- Meerträubel
- Pestwurz
- Rhabarber
- Sennesblätter
- Sternanis
- Wermutkraut

Und hier eine Liste mit Kräutern, die während der Stillzeit nicht innerlich angewendet werden sollten:

- Schwarznuss
- kleines Immergrün
- Ruprechtskraut
- Schafgarbe

Anmerkung: Meerträubelkraut wird für viele Zwecke eingesetzt, ist aber in den letzten Jahren vorrangig als Helfer beim Abnehmen bekannt geworden. Meiden Sie im Wochenbett und in der Stillzeit alle Diätprodukte und Nahrungsergänzungen zur Gewichtsreduktion, ob pflanzlich oder nicht. Eine Reihe von Küchenkräutern wie Oregano oder Thymian können zum Würzen des Essens eingesetzt werden, vorausgesetzt, man verzehrt sie nicht in großen Mengen. Eine Liste mit solchen Küchenkräutern finden Sie auf Seite 118.

Mastitis (Brustentzündung)

Bei einer Mastitis handelt es sich um eine Milchdrüsenentzündung in der Brust, die schnell ernst werden kann. Eine Mastitis trifft in der Regel Frauen, die stillen. Man spricht dann von einer Mastitis puerperalis.

Eine Mastitis kann in Folge einer Infektion oder eines verstopften Milchgangs auftreten. Wenn Milch (vor allem bei einer teilentleerten Brust) in den Milchdrüsen zurückbleibt, wird sie zu einem Nährboden für Bakterien. Das kann zu einer Infektion führen. Bei Krankheit und erhöhtem Stress kommt es leichter zu einer solchen Brustentzündung.

Die im Folgenden aufgezählten Anzeichen für eine Mastitis können sehr schnell auftreten. Rufen Sie sofort Ihre Hebamme an, wenn Sie eines dieser Anzeichen entdecken:

- ein Bereich der Brust wird rot
- dieser Bereich schmerzt, vor allem bei Berührung
- der wunde Bereich fühlt sich heiß an
- Sie haben ein brennendes Gefühl

Manchmal gesellen sich zu diesen Anzeichen weitere Symptome:

- Angst und Stress
- erhöhte Körpertemperatur
- Gliederschmerzen
- Müdigkeit
- Schüttelfrost
- Unwohlsein
- Zittern

Wenn Sie eine Brustentzündung haben, lassen Sie sich von Ihrer Hebamme helfen. Ruhen Sie sich viel aus, und nehmen Sie nährstoffreiche Kost zu sich. Auch die beiden folgenden Tipps können Abhilfe schaffen:

Ringelblumenkompresse

Verwenden Sie Ringelblumen oder andere antibakterielle und wundstillende Kräuter für eine warme Kompresse.

Brustwarzen	Halten Sie Brustwarzen und Warzenhöfe sauber.
Flüssigkeits-haushalt	Nehmen Sie viel Flüssigkeit in Form von Kräutertees und Wasser zu sich, um Giftstoffe aus dem Körper zu spülen und nicht zu dehydrieren.
Schmerz-linderndes Öl	Bei einer Brustentzündung können auch die Schultern und der Brustmuskel schmerzen. Falls das passiert, vermischen Sie Kräuteröl mit Johanniskraut mit einigen Tropfen Grapefruit-, Lavendel- oder Pfefferminzöl. Äußerlich anwenden und sanft die schmerzenden Muskeln einreiben.
Entspannt stillen	Nehmen Sie sich beim Stillen Zeit und versuchen Sie, entspannt zu bleiben.

Wochenbettdepressionen

Wochenbettdepressionen hängen mit den hormonellen Veränderungen im Körper der Mutter nach der Geburt zusammen. Sie können auch nach einer Fehl- oder Totgeburt auftreten. Viele Frauen leiden an Wochenbettdepressionen. Es ist aber schön, zu wissen, dass man etwas dagegen unternehmen kann. Sprechen Sie unbedingt mit Ihrer Hebamme, wenn Sie den Verdacht haben, dass Depressionen Ihnen die Lebensfreude nehmen. Suchen Sie sich umgehend Hilfe, wenn Sie darüber nachdenken, sich oder Ihrem Kind etwas anzutun.

Wenn Hormonschwankungen nach der Geburt Wochenbettdepressionen auslösen, können Verhaltensweisen und Kräutermittel, welche die Hormone wieder ins Gleichgewicht bringen, diesen vorbeugen oder sie heilen helfen. Meine erste

Empfehlung lautet Stillen, denn dadurch werden die Hormonschwankungen abgemildert, und der Endorphin- und Oxytocinwert im Körper steigt. Außerdem rate ich zu Ruhe, ausgewogenem Essen und viel Unterstützung durch die Familie.
Ich empfehle folgende Kräuter und Pflanzen, um die Hormone wieder ins Lot zu bringen:

- Ginseng
- Hafer
- Helmkraut
- Herzgespann
- Hopfen
- Johanniskraut
- Kamille
- Zitronenmelisse

Symptomatisch für eine Wochenbettdepression ist es, traurig zu sein, das Interesse an Sachen zu verlieren, die man vorher gern gemacht hat, sich wertlos vorzukommen, Schuldgefühle zu haben und sich übermäßig Sorgen um die Gesundheit des Kindes zu machen. Man kann bestimmte Kräuter nutzen, um diese Symptome einer Wochenbettdepression zu behandeln:

Traurigkeit, Niedergeschlagenheit

Verwenden Sie Borretsch-, Rosmarin- und Johanniskrautextrakte.

Teilnahmslosigkeit

Nehmen Sie ein entspannendes Bad, und genießen Sie eine Massage mit Ölen, die belebende ätherische Öle enthalten wie Grapefruit, Pfefferminz, Rosmarin und Tangerine. Um ein Massageöl herzustellen, geben Sie einige Tropfen ätherisches Öl in einen Esslöffel Basisöl (siehe Kasten Seite 32).

Schuldgefühle

Wenn man sich wertlos vorkommt oder Schuldgefühle hat: Trinken Sie Kräutertee mit Hibiskus, Zitronenmelisse, Rooibos oder Hagebutte oder auch eine Mischung davon.

Sorgenvolle Gedanken

Übermäßige Sorge um die Gesundheit des Kindes: Verwenden Sie Zitronenmelisse- oder Herzgespanntinktur, um die Sorge zu mindern.

Tee bei Depressionen und Erschöpfung

für 2 ½ Tassen Teekräuter

Zutaten

- 1 Tasse getr. Kamillenblüten
- 1 Tasse Baldrianwurzel
- 1 ½ Tassen Hopfen

Folgen Sie den Vorgaben für die Herstellung von Kräutertees auf Seite 126. Zehn bis fünfzehn Minuten ziehen lassen.

Dosierung

Trinken Sie zwei bis drei Tassen pro Tag.

Wochenbetttee

für 2 Tassen Tee

Zutaten

- 2 Tassen Wasser
- ½ TL Süßholzwurzel
- 1 TL getr. Himbeerblätter
- 1 TL getr. Rosmarin
- 1 TL getr. Helmkraut
- 1 TL getr. grüne Minze

Erwärmen Sie das Wasser und die Süßholzwurzel in einem kleinen Topf bei mittlerer Hitze, bis es leicht zu sieden anfängt. Bei Bedarf etwas herunterschalten. Lassen Sie die Mischung bei schräg aufgelegtem Deckel zwanzig Minuten köcheln. Vom Herd nehmen, Himbeerblätter, Rosmarin, Helmkraut und Minze hinzufügen. Zugedeckt zehn Minuten ziehen lassen.

Dosierung

Trinken Sie ein bis zwei Tassen pro Tag. Mehr ist nicht empfehlenswert.

Wochenbett-Raumspray

für 120 ml

Zutaten

- 120 ml Wasser
- 10 Trpf. Muskatelleröl
- 10 Trpf. Grapefruitöl
- 10 Trpf. Tangerinenöl

Folgen Sie den Vorgaben für die Herstellung von Raumsprays auf Seite 121.

Variante

Statt der oben aufgeführten ätherischen Öle können Sie auch zehn Tropfen Narzissenöl und zehn Tropfen Neroliöl verwenden. Oder versuchen Sie eine Kombination aus zehn Tropfen Geranienöl und fünf Tropfen Mandarinenöl.

Massageöl Nr. 1 für Wöchnerinnen

für 1/4 Tasse

Zutaten

- 1/4 Tasse Basisöl (s. Kasten Seite 32)
- 10 Trpf. Grapefruitöl
- 10 Trpf. Neroliöl
- 5 Trpf. Geranienöl

Folgen Sie den Vorgaben für die Herstellung von Massageölen auf Seite 121.

Anwendung

Vor Gebrauch gut schütteln. Bei Bedarf anwenden.

Massageöl Nr. 2 für Wöchnerinnen

für 1/4 Tasse

Zutaten

- 1/4 Tasse Trägeröl (s. Kasten Seite 32)
- 10 Trpf. Bergamotteöl
- 5 Trpf. Muskateller-salbeiöl
- 2 Trpf. Rosenöl

Folgen Sie den Vorgaben für die Herstellung von Massageölen auf Seite 121.

Anwendung

Vor Gebrauch gut schütteln. Bei Bedarf anwenden.

Verschiedene Anwendungen für Wöchnerinnen

Viele Beschwerden aus der Schwangerschaft können leicht abgeändert auch im Wochenbett auftreten. Dazu gehören Blutarmut (Anämie), Rückenschmerzen, Kontraktionen, wobei man im Wochenbett von Nachwehen spricht, und Inkontinenz. Andere Unannehmlichkeiten tauchen nur im Wochenbett auf. Dazu gehören Gewebevorwölbungen und -verletzungen als Folge von Geburt und Dammschnitt. Mittel für all diese Beschwerden folgen im Anschluss. Denken Sie aber immer daran, dass sie ganz gezielt dem Gebrauch *nach* einer Geburt dienen. Verwenden Sie keine Wochenbettrezepte in der Schwangerschaft und während der Geburt, denn sie könnten ätherische Öle oder Kräuter enthalten, die zu diesem Zeitpunkt nicht unbedenklich sind.

Nachwehen

Nachwehen treten auf, wenn die Gebärmutter sich zusammenzieht und zu ihrer normalen Größe zurückkehrt. Sie werden Erstgebärenden gegenüber oft gar nicht erwähnt, weshalb sie sehr überraschend kommen können. In der Schwangerschaft wächst die Gebärmutter auf etwa das Fünfundzwanzigfache ihrer Ausgangsgröße an. Die Nachwehen lassen sie wieder kleiner werden. Am heftigsten sind diese Wehen in den ersten Stunden nach der Geburt, doch es kann noch einige Tage lang zu spürbaren Kontraktionen kommen. Danach kann die Gebärmutter noch bis zu sechs Wochen kontrahieren. Doch diese Nachwehen sind aller Wahrscheinlichkeit nach sehr leicht und kaum noch wahrnehmbar. Durch Stillen zieht sich die Gebärmutter schneller bis zur Ausgangsgröße zusammen und beschleunigt so die Heilung. Starke Krämpfe und Druckschmerz in der Gebärmutter sind nicht normal. Sollten Sie diese oder andere der nachfolgend aufgezählten Symptome bei sich feststellen, kann es sich um eine ernsthafte Gebärmutterentzündung handeln. Sie sollten sofort einen Arzt hinzuziehen.

- ein »heißes« Gefühl in der Gebärmuttergegend
- die Gebärmutter fühlt sich »voll« an
- Fieber
- schlecht riechender Ausfluss

Aromatherapie, Kompressen, Kräuterextrakte, Massageöle und heißer Tee können alle bei Nachwehen Abhilfe schaffen. Hier einige Vorschläge:

Aromatherapie Inhalieren Sie Jasmin absolue (absolut). Dadurch wird die Gebärmutter angeregt, sich zusammenzuziehen, und es bringt Linderung bei Nachwehen.

Kräuterextrakte Testen Sie folgende Kräuterextrakte oder eine Mischung daraus: Schwarzdorn, Baumwollrinde, Schneeball. Nehmen Sie zwei- bis dreimal pro Tag 20 Tropfen ein.

Massageöl oder -lotion Stellen Sie ein Massageöl aus einem Teelöffel Basisöl (siehe Kasten Seite 32) und einigen Tropfen Jasmin absolue her. Oder Sie geben einige Tropfen Jasmin absolue zu Ihrer bevorzugten Körperlotion. Den Unterleib damit einreiben.

Reissäckchen Stellen Sie ein Reissäckchen her (siehe Seite 204) und legen es auf den Unterleib. Zu den medizinischen Kräutern, die Sie hinzufügen können, gehören getrockneter Lavendel, Pfefferminze und Rosmarin.

Warme Kompressen

Um eine einfache Kompresse zu machen, füllen Sie eine große Schüssel mit warmem Wasser. Geben Sie je zehn Tropfen Weihrauchöl und Lavendelöl hinzu. Tauchen Sie einen Waschlappen in die Flüssigkeit, wringen Sie ihn aus und legen Sie ihn auf den Unterleib. Wiederholen Sie den Vorgang, sobald der Waschlappen abgekühlt ist.

Katzenminzetee

für 1 Tasse Tee

Zutaten

- 1 Tasse kochendes Wasser
- 1 EL getr. Katzenminze

Folgen Sie den Vorgaben für die Herstellung von Kräutertees auf Seite 126. Zugedeckt zehn bis fünfzehn Minuten ziehen lassen. Vor dem Trinken abseihen.

Dosierung

Trinken Sie zwei- bis dreimal am Tag eine Tasse.

Anmerkung

Bei Bedarf leicht süßen.

Variante

Verwenden Sie eineinhalb Teelöffel getrocknete Katzenminze und eineinhalb Teelöffel getrocknete Kamillenblüten statt einem Esslöffel Katzenminze.

Herzgespanntee

Rühren Sie einen Teelöffel Herzgespanntinktur in den Katzenminzetee, nachdem er gezogen hat und abgeseiht wurde.

Kamillentee

für 1 Tasse Tee

Zutaten

- 1 Tasse kochendes Wasser
- 1 EL getr. Kamillenblüten

Folgen Sie den Vorgaben für die Herstellung von Kräutertees auf Seite 126. Zugedeckt zehn bis fünfzehn Minuten ziehen lassen. Vor dem Trinken abseihen.

Dosierung

Trinken Sie ein bis vier Tassen warmen Tee pro Tag.

Anmerkung

Bei Bedarf leicht süßen.

Massageöl für Nachwehen

für 90 ml

Zutaten

- 90 ml leichtes Basisöl (s. Kasten Seite 32)
- 10 Trpf. Jasmin absolue
- 10 Trpf. Lavendelöl

Folgen Sie den Vorgaben für die Herstellung von Massageölen auf Seite 121.

Dosierung

Vor Gebrauch gut schütteln. Bei Bedarf den Unterleib damit einreiben.

Anämie

Bei Blutarmut sinkt der Eisengehalt im Blut. Dazu kann es während oder nach einer Schwangerschaft kommen. Eine ausführliche Erklärung dazu finden Sie auf Seite 137ff. Im Anschluss folgen Rezepte zur Behandlung von Blutarmut im Wochenbett.

Blutbildungstee für Wöchnerinnen

für 2 ½ Tassen Teekräuter

Zutaten

- 1 Tasse getr. Pfefferminzblätter
- ½ Tasse getr. Löwenzahnblätter
- ½ Tasse getr. Brennnesseln
- ½ Tasse Wurzeln vom krausen Ampfer

Folgen Sie den Vorgaben für die Herstellung von Kräutertees auf Seite 126. Erwärmen Sie eine Tasse Wasser bei mittlerer Hitze in einem kleinen Topf, bis es anfängt zu sieden. Drehen Sie bei Bedarf die Hitze herunter, damit das Wasser weiterhin nur leicht köchelt. Geben Sie zwei Teelöffel der Teekräuter hinein, und lassen Sie sie zwanzig Minuten zugedeckt köcheln. Vom Herd nehmen und zugedeckt weitere zwanzig Minuten ziehen lassen. Vor dem Trinken abseihen.

Dosierung

Trinken Sie drei bis fünf Tassen pro Tag.

Anmerkung

Nicht während der Schwangerschaft trinken. Mittel gegen Blutarmut in der Schwangerschaft finden Sie auf Seite 138 ff.

Tinktur zur Blutbildung für Wöchnerinnen

für unterschiedliche Mengen

Zutaten

- 1 Teil getr. Luzerneblätter
- 1 Teil getr. Brennnesseln
- 1 Teil Wurzeln vom krausen Ampfer
- ½ Teil Seetang (s. *Hinweis!*)

Folgen Sie den Vorgaben für die Herstellung von Tinkturen auf Seite 129 f.

Dosierung

Nehmen Sie zwei- bis dreimal pro Tag zwanzig Tropfen ein.

Hinweis!

Seetang ist ein Meeresgemüse. Getrockneten Seetang kann man im Internet oder in Naturkostläden finden. Nicht während der Schwangerschaft einnehmen. Mittel gegen Blutarmut in der Schwangerschaft finden Sie auf Seite 138 ff.

Rückenschmerzen

Rückenschmerzen im Wochenbett sind relativ verbreitet. Viele Frauen fühlen sich in den ersten Wochen nach der Geburt erschöpft und haben Schmerzen. Und Hormone lockern während der Wehen die Bänder sowohl im Unterleib als auch im Rücken. Also wird Ihr Rücken zusätzlich zur geschwächten Rückenmuskulatur auch noch weniger gestützt, weil auch die Bauchmuskeln überdehnt und geschwächt sind. Das führt zu Rückenbeschwerden.

Einige Übungen während und nach der Schwangerschaft können Ihnen helfen, Rückenschmerzen zu vermeiden. Beachten Sie Folgendes:

Richtige Körperhaltung

Achten Sie schon in der Schwangerschaft immer auf Ihre Haltung. Mit der Zeit wird es Ihnen schwerer fallen, den Rücken gerade zu halten, da Ihr Bauch wächst und Sie anders gehen. Das kann zu Rückenschmerzen führen. Außerdem sollten Sie versuchen, beim Stillen nicht krumm zu sitzen.

Richtiges Heben

Denken Sie daran, die Knie und nicht den Rücken zu beugen, wenn Sie Ihr Kind hochheben.

Einreibemittel für den Rücken

für ½ Tasse

Zutaten

- ½ Tasse Johanniskrauttinktur
- 10 Trpf. Rosmarinöl
- 5 Trpf. Eukalyptusöl

Folgen Sie den Vorgaben für die Herstellung von Einreibemitteln auf Seite 124.

Dosierung

Vor Gebrauch gut schütteln. Auf den betroffenen Bereich auftragen.

Variante

Geben Sie eine Vierteltasse des Einreibemittels in eine Schüssel mittlerer Größe. Halten Sie einen Waschlappen unter heißes Wasser, und legen Sie ihn dann in die Mischung. Auswringen und wie eine Kompresse auf die betroffene Stelle legen.

Zutaten

60 ml Kräuteröl mit Wegerich

60 ml Kräuteröl mit Johanniskraut

10 Trpf. Pfefferminzöl

5 Trpf. Wacholder- oder Rosmarinöl

Massageöl für den Rücken

für 120 ml

Folgen Sie den Vorgaben für die Herstellung von Massageölen auf Seite 121.

Dosierung

Vor Gebrauch gut schütteln. Bei Bedarf auftragen.

Karpaltunnel-Syndrom

Das Karpaltunnel-Syndrom kann sich während der Schwangerschaft einstellen. Obwohl es in der Regel nach der Schwangerschaft wieder abklingt, kann es auch noch im Wochenbett andauern. Siehe dazu Mittel gegen das Karpaltunnel-Syndrom auf den Seiten 165ff.

Gewebevorwölbungen: Zystozele und Rektozele

Im Wochenbett kann es zu zwei Arten von Prolaps kommen. Von einem Prolaps oder einer Vorwölbung spricht man, wenn ein Organ oder ein Körperteil aus seiner üblichen Position gleitet und in einen anderen Bereich vordringt. Die Scheide kann von zwei Arten Prolaps betroffen sein. Bei der Zystozele ist es die Harnblase, bei der Rektozele ist es die Wand des Enddarms, die sich vorwölbt. Obwohl diese Vorwölbungen recht verbreitet sind, bemerken viele Frauen sie gar nicht. Überrascht habe ich erfahren, wie viele meiner Schüler eine solche Vorwölbung hatten, ohne darüber aufgeklärt worden zu sein, dass es sich um die Folge einer Entbindung handeln könnte. Zusätzlich zu allem anderen, was eine junge Mutter wissen sollte, ist es wichtig, sich der Möglichkeit solcher Vorwölbungen bewusst zu sein.

Wenn Sie den Verdacht hegen, einen Prolaps zu haben, suchen Sie sich Hilfe.

Zystozele Eine Zystozele, die auch Blasenvorwölbung oder Blasensenkung genannt wird, tritt auf, wenn die Wand zwischen Harnblase und Scheide nachgibt und sich ausdehnt. Dann kann die Blase sich in die Scheide wölben. Sie kann das Ergebnis einer Überdehnung im Rahmen der Entbindung sein. Ältere Frauen und Mehrfachgebärende bekommen leichter eine Zystozele. Das liegt zum Teil daran, dass das Östrogenniveau, das helfen kann, einen Prolaps zu verhindern, mit dem Alter abnimmt. Auch chronische Verstopfung und das Heben schwerer Lasten können zu einer Zystozele führen.

Bindegewebetee

für ¾ Tasse

Zutaten

- 5 EL getr. Schachtelhalm
- 5 EL getr. Haferstroh
- 2 EL Eibischwurzel
- 1 EL getr. Luzerneblätter
- 1 EL getr. Löwenzahnblätter

Folgen Sie den Vorgaben für die Herstellung von Kräutertess auf Seite 126.

Dosierung

Trinken Sie zwei bis drei Tassen pro Tag.

Viele Frauen mit einer Zystozele nutzen ein Scheidenpessar. Dabei handelt es sich um einen Plastik- oder Gummiring, der in die Scheide eingeführt wird, um die Harnblase zu stützen. Kräuter wie Schachtelhalm, die das Bindegewebe stärken, können in Teemischungen unterstützend wirken, wie zum Beispiel im Bindegewebetee (siehe Seite 243).

Rektozele Unter einer Rektozele versteht man einen rückseitigen Vorfall. Dazu kommt es, wenn die Wand des Enddarms in die Scheide drückt. Obwohl eine Rektozele nach einer Entbindung auftreten kann, kommt es auch aus anderen Gründen dazu. Jede Frau kann davon betroffen sein.
Eine leichte Vorwölbung ist manchmal gar nicht spürbar. Ist die Rektozele größer, können Sie die Wölbung fühlen. Kleine Vorwölbungen müssen nicht behandelt werden und geben sich schließlich von selbst wieder.
Machen Sie aber einen Arzttermin aus, wenn Sie eines der folgenden Anzeichen wahrnehmen, die auf einen größeren Prolaps hindeuten können:

Gewebeausstülpung

Es kann sein, dass sich bei körperlicher Anstrengung Gewebe aus Ihrer Scheide ausstülpt. Um das festzustellen, legen Sie sich mit angezogenen, gespreizten Knien aufs Bett, oder setzen Sie sich mit gespreizten Knien auf die Toilette. Pressen Sie wie beim Stuhlgang. Wenn Sie eine deutliche Rektozele haben, werden Sie mit Ihrer Hand tasten können, wie sie sich aus der Scheide wölbt.

Anhaltende Verstopfung

Es könnte an einer deutlichen Rektozele liegen, wenn Maßnahmen zur Behebung einer Verstopfung nicht wirken. Das liegt daran, dass die Rektozele das Ausscheiden des Stuhls verhindert. Manche Frauen stellen sogar fest, dass der Stuhl sich in dem vorgewölbten Bereich festsetzt. Wenn man mit der Hand in der Scheide Gegendruck ausübt, kann das den festsitzenden Stuhl befreien.

Unangenehmer Geschlechtsverkehr Eine deutliche Rektozele kann beim Geschlechtsverkehr zu Reibungen führen, insbesondere, wenn Sie vorher den Darm nicht entleert haben.

Dammrisse und Dammschnitte

Nach einer natürlichen Geburt ist das Gewebe rund um die Scheide oft wund, geschwollen und gerissen. Sitzbäder und andere äußerliche Anwendungen wie Kompressen und Spülungen verschaffen Erleichterung und fördern die Heilung.

Es ist normal, wenn das Gewebe unter der Geburt reißt. Bis vor Kurzem war es üblich, routinemäßig einen Dammschnitt zu setzen, einen Schnitt in Haut und Muskel zwischen Scheide und Anus, um die Scheidenöffnung für die Geburt zu vergrößern. Dieser Eingriff wurde durchgeführt, um ein Einreißen zu verhindern und um den Kindskopf vor Schäden zu bewahren, so dachte man zumindest. Aktuelle Studien zeigen jedoch, dass dieser Eingriff nur in seltenen Fällen erforderlich wird, wenn das Kind in Gefahr ist.

Falls es möglich ist, lehnen Sie einen Dammschnitt ab, damit der Damm von selbst reißt. Studien belegen, dass Risse im Allgemeinen schneller heilen als chirurgische Schnitte, da bei diesen auch tiefere Schichten durchtrennt werden. Um sie zu schließen, verwenden Ärzte oft chirurgischen Kleber, statt zu nähen. (Ohne Stiche heilt der Damm schneller und verursacht weniger Schmerzen). Deshalb ist es auch eine gute

Idee, direkt nach der Wundversorgung Eis aufzulegen, um Schwellungen zu vermeiden.
Verschiedene natürliche Methoden können angewendet werden, um die Heilung zu beschleunigen und Schmerzen zu verringern. Hier einige Vorschläge:

Bettruhe Schränken Sie körperliche Aktivitäten ein, damit Risse schneller heilen, vor allem große Risse.

Beinwelltee Trinken Sie frisch zubereiteten Tee aus Beinwellblättern (Herstellung siehe Seite 126).

Frische Luft und Sonne Gehen Sie viel an die frische Luft und in die Sonne, falls möglich.

Dammspülung Stellen Sie eine Spülung her, indem Sie eine Vierteltasse Lavendeltee mit einer Tasse warmem Wasser mischen. Fügen Sie einen Tropfen Teebaum- oder Patschuliöl hinzu. Verwenden Sie die Spülung nach dem Wasserlassen oder bei Bedarf für den geschwollenen und schmerzenden Damm.

Vitamin E Nehmen Sie sechshundert Milligramm am Tag ein.

Hamamelis-Einlagen Hamamelis wirkt kühlend und besonders gut gegen Schwellungen. Im Internet kann man Hamamelis-Pads kaufen, die besonders praktisch sind. Legen Sie drei oder vier der kleinen, runden Pads auf eine Damenbinde und drücken Sie diese fest in Ihre Unterhose, um sicherzustellen, dass die Hamamelis auch wirklich auf Ihren Damm einwirken kann.

Kneipp-Kur Eine Kneipp-Kur mit warmem und kaltem Wasser regt den Blutfluss an, und der wiederum fördert die Heilung. Im

Wochenbett könnten das Sitzbad und die Intimspülung zu Ihren besten Freunden werden, denn beide können bei einem schmerzenden, verletzten Damm Linderung bringen. Auf Seite 135 finden Sie alle Angaben, um ein Sitzbad vorzubereiten, im Anschluss an diesen Abschnitt finden sich außerdem vier Rezepte für Sitzbäder. Bereiten Sie die Rezepte wie Kräutertees zu, verwenden Sie sie dann aber für ein Sitzbad. Sie können auch alle Rezepte für Kompressen oder Spülungen verwenden, falls Ihnen das lieber ist.

Achtung!

Falls Sie genäht wurden, nehmen Sie nur ein Sitzbad pro Tag. Ansonsten können Sie Bäder, Kompressen und Spülungen so oft anwenden, wie Sie wollen.

Zwei ätherische Öle, die sich sehr gut für Sitzbäder eignen, sind Zypressen- und Lavendelöl. Die mit Sternchen versehenen Öle wirken genauso gut bei größeren wie bei kleineren Rissen:

- Aloe-vera-Gel (direkt aus frischen Blättern)
- Beinwellblätter*
- Eibischwurzel*
- Eichenrinde
- Hamamelisblätter/-rinde
- Indischer Wassernabel*
- Johanniskrautblüten*
- Kreosotbusch*
- Lavendelblüten
- Ringelblumen
- Rosmarin
- Rosskastanie*
- Vogelmiere
- Wegerichblätter
- Weißeichenrinde*
- Schachtelhalm*
- Schafgarbeblüten

Sitzbadmischung

ausreichend für ein Sitzbad

Zutaten

- 3 Tassen siedendes Wasser
- 4 EL Ringelblumen
- 2 EL Beinwellblätter
- 2 EL Johanniskraut
- 4 Trpf. Lavendelöl
- 2 Trpf. Zypressenöl

Füllen Sie das Wasser in einen Topf mittlerer Größe, und bringen Sie es bei mittlerer Hitze zum Sieden. Vom Herd nehmen und Ringelblumen, Beinwellblätter und Johanniskraut hinzufügen. Zugedeckt zwanzig Minuten ziehen lassen. Abseihen und in die Sitzwanne gießen. Lavendel- und Zypressenöl hinzugeben und alles gut miteinander vermischen.

Anwendung

Ein zwanzigminütiges Sitzbad nehmen.

Sitzbad Nr. 1 für Wöchnerinnen

ausreichend für 6 Sitzbäder

Zutaten

- 2 Tassen Meersalz
- 1 Tasse getr. Ringelblumen
- 1 Tasse Haferflocken
- 1 Tasse getr. Hamamelisblätter
- 1 Tasse getr. Schafgarbeblätter

Folgen Sie den Vorgaben für die Herstellung von Kräutertees auf Seite 126. Geben Sie etwa eine Tasse der Kräutermischung auf etwa sechs Liter kochendes Wasser. Abseihen und in die Sitzwanne gießen.

Anwendung

Ein zwanzigminütiges Sitzbad nehmen.

Variante

Verwenden Sie den Kräuteraufguss für warme Kompressen oder für Spülungen.

Sitzbad Nr. 2 für Wöchnerinnen

ausreichend für 4 bis 5 Sitzbäder

Zutaten

- 1 Tasse getr. Ringelblumen
- 1 Tasse getr. Wegerichblätter
- 1 Tasse Meersalz
- Je ½ Tasse getr. Lavendelblüten, Rosmarinblätter, Hirtentäschelblätter

Folgen Sie den Vorgaben für die Herstellung von Kräutertees auf Seite 126. Geben Sie etwa eine Tasse der Kräutermischung auf etwa sechs Liter kochendes Wasser. Abseihen und in die Sitzwanne gießen.

Anwendung

Ein zwanzigminütiges Sitzbad nehmen.

Variante

Verwenden Sie den Kräuteraufguss für warme Kompressen oder für Spülungen.

Sitzbad Nr. 3 für Wöchnerinnen

ausreichend für 4 bis 5 Sitzbäder

Zutaten

- 1 Tasse getr. Wegerichblüten
- Je ½ Tasse getr. Klettenwurzeln, Ringelblumen, Beinwellblätter, Schafgarbeblätter
- ¼ Tasse getr. Frauenmantel, Blüten oder Blätter
- ¼ Tasse getr. Zitronenmelisse
- ¼ Tasse getr. Veilchen, Blätter u. Blüten

Folgen Sie den Vorgaben für die Herstellung von Kräutertees auf Seite 126. Geben Sie etwa eine Tasse der Kräutermischung auf etwa sechs Liter kochendes Wasser. Abseihen und in die Sitzwanne gießen.

Anwendung

Ein zwanzigminütiges Sitzbad nehmen.

Varianten

Fügen Sie der Kräutermischung eine halbe Tasse Meersalz hinzu.

Verwenden Sie den Kräuteraufguss für warme Kompressen oder für Spülungen.

Inkontinenz

Von Inkontinenz spricht man, wenn man die Kontrolle über die Blase verloren hat. Außerdem kann damit gemeint sein, dass nach einer Geburt tropfenweise Urin abgeht, da der Beckenboden geschwächt ist. Dieser Urinverlust kann Wochen und Monate anhalten. Wenn es Ihnen vor allem über lange Zeit so ergeht, sprechen Sie mit Ihrem Arzt oder Urologen.

Als vorübergehende Maßnahme können Sie im Wochenbett Binden oder Slipeinlagen tragen, um den Urin aufzufangen. Auf lange Sicht sollten Sie Rückbildungsgymnastik machen, um den Beckenboden zu kräftigen.

Machen Sie nicht den Fehler, in dieser Zeit weniger zu trinken. Jetzt ist es wichtiger denn je, dass Sie genug Flüssigkeit zu sich nehmen, vor allem wenn Sie stillen. Trinken Sie reichlich Wasser und frisch gepresste Säfte, die Ihre Harnwege nicht reizen. Dazu gehören Apfel-, Heidelbeer- und Cranberrysaft.

Auch Verstopfung kann zur Inkontinenz beitragen. Also essen Sie ballaststoffreiches Obst, Gemüse und Getreide.

Es gibt verschiedene Kräuter, die bei der Behandlung einer Inkontinenz helfen können. Dazu gehören:

- Eibischwurzel
- Johanniskraut
- Labkraut
- Löwenzahnblätter
- Maisbart
- Petersilie (außer beim Stillen)
- Quecke
- Schachtelhalm
- Teufelskralle

Inkontinenz reizt die Haut. Hier können äußere Anwendungen in Form von Salben und Puder Abhilfe schaffen. Eine Salbe mit Ringelblume, Beinwell und Johanniskraut ist eine gute Wahl. Puder wirken beruhigend und bilden eine Schutzschicht. Nach einem kleinen Unfall wischen Sie die Haut im Schritt vorsichtig mit Apfelessig ab, bevor Sie das Mittel der Wahl (erneut) auftragen.

Puder Nr. 1

für 3 ½ Tassen

Zutaten

- 1 ½ Tassen Maisstärke
- 1 Tasse Bentonitpulver (Mineralerde)
- 1 Tasse fein gem. Kräuter wie getr. Kamille, Lavendel oder Sandelholz
- 3 bis 5 Trpf. Lavendelöl

Geben Sie die Maisstärke und die Mineralerde in eine Schüssel mittlerer Größe. Gründlich vermischen. Rühren Sie die gemahlenen Kräuter und das ätherische Öl hinein. Zugedeckt eine Stunde ruhen lassen, bevor Sie alles in eine Streudose umfüllen.

Anwendung

Vor Gebrauch schütteln. Bei Bedarf aufstreuen, um die empfindlichen Bereiche, die häufig mit Urin in Kontakt kommen, mit einer dünnen Schicht zu bedecken, zum Beispiel die Innenseite der Oberschenkel.

Puder Nr. 2

für 1 Tasse

Zutaten

- ½ Tasse Maisstärke
- ½ Tasse weißer Ton
- 1 EL fein gem. Kräuter wie Kamille oder Lavendel (s. *Hinweis!*)

Geben Sie die Maisstärke und den Ton in eine Schüssel mittlerer Größe. Gründlich vermischen. Rühren Sie die gemahlenen Kräuter hinein, und füllen Sie alles in eine Streudose um.

Anwendung

Vor Gebrauch schütteln. Bei Bedarf aufstreuen, um die empfindlichen Bereiche, die häufig mit Urin in Kontakt kommen, mit einer dünnen Schicht zu bedecken, zum Beispiel die Innenseite der Oberschenkel.

Hinweis!

Sie können alle gemahlenen Kräuter verwenden, deren Duft Ihnen gefällt.

Stärkender Tee gegen Inkontinenz

für 2 Tassen Teekräuter

Zutaten

- ½ Tasse Queckenwurzeln
- ½ Tasse Löwenzahnwurzeln oder 1 Tasse getr. Löwenzahnblätter
- ½ Tasse Eibischwurzeln
- ½ Tasse getr. Petersilie (s. *Achtung!*)

Folgen Sie den Vorgaben für die Herstellung von Kräutertee auf Seite 126.

Dosierung

Trinken Sie zwei bis drei Tassen pro Tag.

Achtung!

Lassen Sie die Petersilie weg, wenn Sie stillen.

Glossar

Absolut	Duftstoff, der durch Extraktion mit flüchtigen Lösungsmitteln gewonnen wird/chemische Auslösung
adstringierend	wirkt austrocknend, blutstillend und entzündungshemmend
alkalisch (basisch)	mit einem pH-Wert über 7
antibakteriell	wirkt gegen Bakterien
antifungal	wirkt gegen Pilze
antimikrobiell	wirkt gegen Mikroorganismen
antimykotisch	wirkt gegen Pilze
antiseptisch	wirkt gegen Keime
antiviral	wirkt gegen virale Erreger
aphrodisierend	libidosteigernd
bakterizid	wirkt gegen Bakterien
basisch (alkalisch)	mit einem pH-Wert über 7
Dampfdestillation	Methode zur Gewinnung ätherischer Öle (s. Seite 13 f.)
Dekokt	Abkochung
desodorierend	geruchsbeseitigend
Diffuser	Gerät zur Vernebelung ätherischer Öle
diuretisch	entwässernd/harntreibend
Enfleurage	Methode zur Gewinnung ätherischer Öle (s. Seite 14)
Extrakt	Pflanzenauszug
Hydrolat	entstandenes Pflanzenwasser bei der Gewinnung ätherischen Öls durch Destillation
insektizid	wirkt gegen Insekten
narkotisch	betäubend
Phytotherapie	Pflanzenheilkunde
sedativ/sedierend	beruhigend
Stimulans	anregendes Mittel
toxisch	giftig

Register

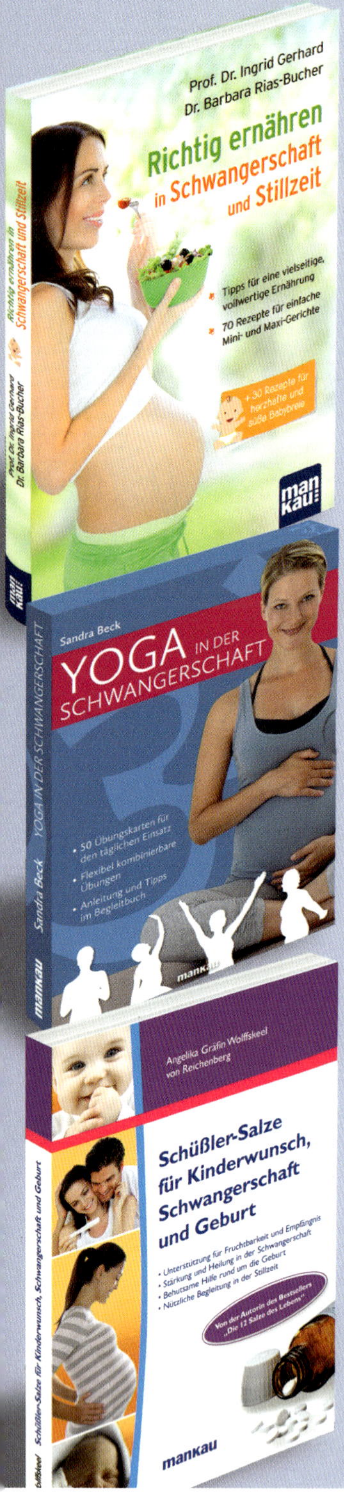

Prof. Dr. Ingrid Gerhard / Dr. Barbara Rias-Bucher

RICHTIG ERNÄHREN IN SCHWANGERSCHAFT UND STILLZEIT

Tipps für eine vielseitige, vollwertige Ernährung – 70 Rezepte für einfache Mini- und Maxi-Gerichte – 30 Rezepte für herzhafte und süße Babybreie

15,95 € (D) / 16,40 € (A), ISBN 978-3-86374-308-6
Flexobroschur, durchgehend farbig, 174 Seiten

„(...) Die aufwendige und hervorragende Gestaltung, und vor allem die Tabellen mit Informationen, was gute Lebensmittel sind und was diese in der Schwangerschaft bewirken, machen dieses Nachschlagewerk zu einem ‚Must-Have' für die werdende Mutter."

Prisma Franken, André Hammon

Sandra Beck

YOGA IN DER SCHWANGERSCHAFT. KARTENSET

50 Übungskarten für den täglichen Einsatz – Flexibel kombinierbare Übungen – Anleitung und Tipps im Begleitbuch

19,95 € (D) / 20,60 € (A), ISBN 978-3-86374-095-5
50 Übungskarten, 38-seitiges Begleitbuch, durchg. farbig

„Ich hätte mir ein solches Buch in der Schwangerschaft gewünscht. Es regt an und ist gut zu handhaben. Fast alle Übungen eignen sich auch sehr gut für Menschen mit Rückenbeschwerden."

Susanne Venker, Deutsches Yoga-Forum

Angelika Gräfin Wolffskeel von Reichenberg

SCHÜSSLER-SALZE FÜR KINDERWUNSCH, SCHWANGERSCHAFT UND GEBURT

Sanfte Unterstützung für Fruchtbarkeit und Empfängnis – Stärkung und Heilung in der Schwangerschaft – Behutsame Hilfe rund um die Geburt – Nützliche Begleitung in der Stillzeit

12,95 € (D) / 13,40 € (A), ISBN 978-3-86374-011-5
Broschur, 167 Seiten

„Angelika Wolffskeels Ratgeber hält für die Zeit vor und nach der Geburt viele natürliche Behandlungsvorschläge bereit. In alphabetischer Reihenfolge werden die häufigsten Beschwerden aufgelistet, mit denen die Eltern und ihr Baby in den ersten Monaten konfrontiert werden können." newsage

Unsere Bücher erhalten Sie bei Ihrem Buchhändler!
Besuchen Sie auch unsere Internetseite mit Bestellmöglichkeit, Internetforum, Leseproben, Veranstaltungstipps und Newsletter: **www.mankau-verlag.de**